try it!

Nina Barough

WALKING FOR FITNESS

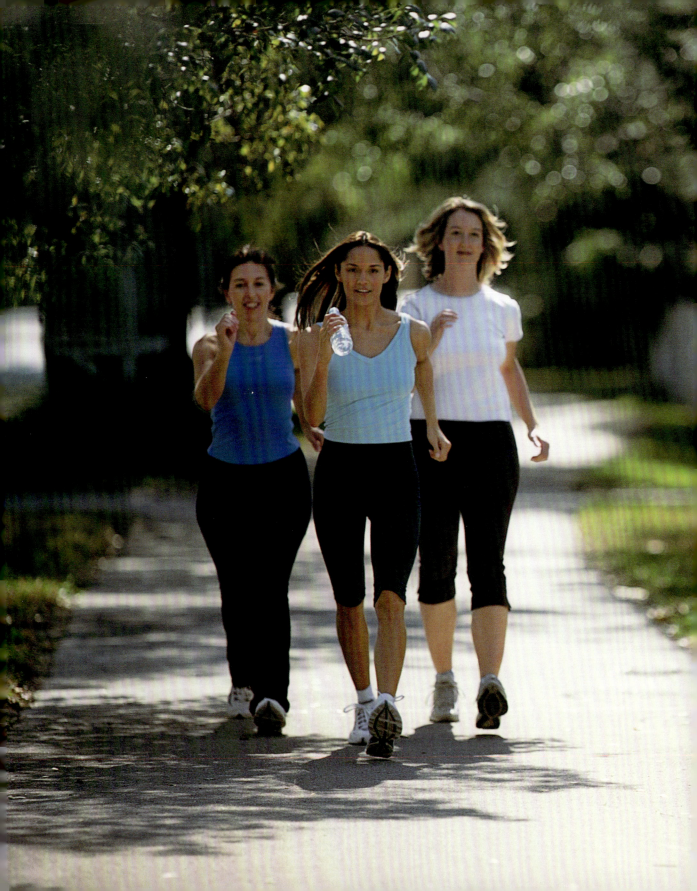

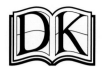

精益健走手册
（升级版）

［英］妮娜·芭若芙（Nina Barough） 著

徐红 译

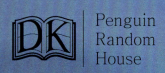

Original Title: Walking For Fitness: Make every step count
Reprinted with revisions 2011, 2017
Copyright © 2003, 2011, 2017 Dorling Kindersley Limited
Text copyright © 2003, 2011, 2017 Nina Barough
A Penguin Random House Company
Simplified Chinese edition copyright: © 2017 Publishing House of Electronics Industry
All rights reserved.
本书中文简体版专有出版权由 Dorling Kindersley 授予电子工业出版社。未经许可，不得以任何方式复制或抄袭本书的任何部分。
版权贸易合同登记号　图字：01-2017-3082

图书在版编目（CIP）数据

精益健走手册：升级版 /（英）妮娜•芭若芙（Nina Barough）
著；徐红译 . —北京：电子工业出版社，2017.7
书名原文：Walking for Fitness
ISBN 978-7-121-31716-3

Ⅰ. ①精… Ⅱ. ①妮… ②徐… Ⅲ. ①步行－健身运动－基本知识　Ⅳ. ① R161.1

中国版本图书馆 CIP 数据核字（2017）第 121026 号

策划编辑：张　冉（zhangran@phei.com.cn）
责任编辑：张　冉　　文字编辑：冉晓冬
印　　刷：鸿博昊天科技有限公司
装　　订：鸿博昊天科技有限公司
出版发行：电子工业出版社
　　　　　北京市海淀区万寿路 173 信箱　邮编 100036
开　　本：850×1168　1/16　印张：12　字数：266 千字
版　　次：2017 年 7 月第 1 版
印　　次：2017 年 7 月第 1 次印刷
定　　价：79.80 元

凡所购买电子工业出版社图书有缺损问题，请向购买书店调换。若书店售缺，请与本社发行部联系，联系及邮购电话：（010）88254888。
质量投诉请发邮件至 zlts@phei.com.cn，盗版侵权举报请发邮件至 dbqq@phei.com.cn。
本书咨询联系方式：（010）88254210，influence@phei.com.cn，微信号：yingxianglibook。

A WORLD OF IDEAS:
SEE ALL THERE IS TO KNOW
www.dk.com

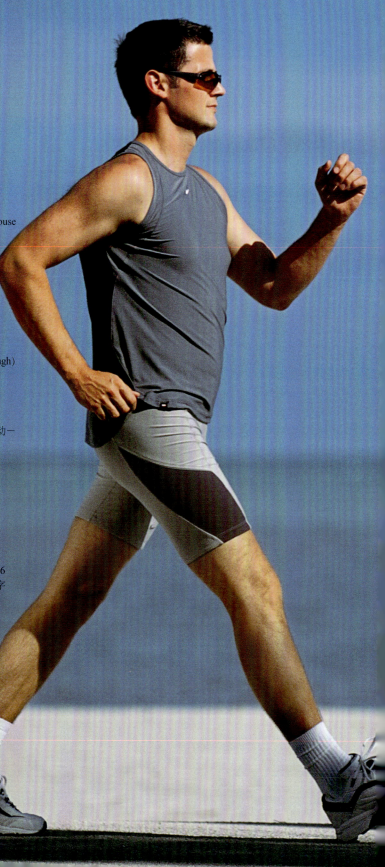

目录

- 6　引言

1　健走的力量
- 10　什么是快走？
- 13　为什么要快走？

2　前期准备
- 18　合适的鞋
- 24　运动着装
- 28　基础装备

3　开始健走
- 32　健走适应性评估
- 36　设定步长
- 38　设计路线
- 40　走姿与呼吸
- 42　腿脚动作要领
- 44　摆臂动作要领
- 46　全身协调配合
- 48　常见误区

4　拉伸与力量训练
- 52　拉伸与力量训练的原因
- 54　双腿拉伸训练
- 55　单腿拉伸练习
- 56　瑜伽球练习
- 57　平衡桥
- 58　卷腹练习
- 59　"超人"练习
- 60　上半身拉伸
- 64　下半身拉伸
- 66　全身拉伸
- 68　健走前后
- 72　热身与放松
- 73　拉伸与力量训练计划

5　外表强壮，内心强大
- 76　呼吸要领
- 78　乐观的心态
- 80　直面挑战
- 82　健走式冥想

- 84　运动补水
- 86　健康饮食
- 88　维生素和矿物质
- 90　健身与饮食

6　合适的健走方式
- 94　健走融入生活
- 96　不同人数的健走形式
- 98　减肥式健走
- 100　孕妇健走
- 102　和孩子一起健走
- 104　慈善健走
- 106　竞走

7　户外健走及相关内容
- 111　道路健走
- 112　越野健走
- 114　不同天气健走
- 116　安全健走

8　健走与保健
- 120　了解身体
- 122　足疗
- 124　足部按摩
- 126　远离伤痛

9　健走训练计划
- 134　交叉训练
- 140　初级健走
- 146　中级健走
- 152　高级健走
- 158　短距离健走
- 164　半程马拉松健走
- 170　全程马拉松健走
- 176　减肥健走
- 182　终极健走

- 188　有用的资源
- 190　索引
- 192　致谢
- 192　作者简介

引 言

本书讲述了如何科学地进行健走运动,以及该运动给人们带来的惊人益处。书中不仅讲述了人体的运动机理,还让我们明白了如何利用心态、饮食与饮品甚至呼吸等方式来重新塑造自己。试过后你会发现,坚持健走不仅是生活方式的改变,还能对自己的健康、健美和生活质量产生巨大影响。

1997年,我发现自己患上乳腺癌。我的整个世界都崩塌了,曾经一贯坚持的信仰和信念忽然受到挑战和考验。很难说清楚,当时究竟是我苦苦支撑着刚创办几个月的慈善机构Walk the Walk,还是这个机构默默地支持着我。但有一点我能确定,当健走给我带来前所未有的美妙感觉时,我变得尤为关注自己的健康了。

在治疗的几个月中,我利用健走、饮食、维生素、积极乐观的生活态度和精神疗法来帮助自己控制和克服癌症,结果我的身体变得更加健壮,精力也更加充沛。我甚至觉得比生病之前更有活力,达到了最好的生理平衡。

对我来说,健走运动太神奇了。刚开始走几分钟,我就觉得肩膀很放松、胸腔被打开、深度呼吸、肺里充满了汩汩流动的气息。更奇妙的是,我有一种如释重负的感觉,一天的劳顿变得无影无踪。健走30分钟之后,我感觉生活中遭遇的困难都变得没有以前想象的那样可怕了,这种感觉非常棒。希望这本书不但能使你走出家门开始健走,而且能鼓舞你积极面对生活中的所有事情,这是我最大的希望。

接下来就请好好享受健走吧!

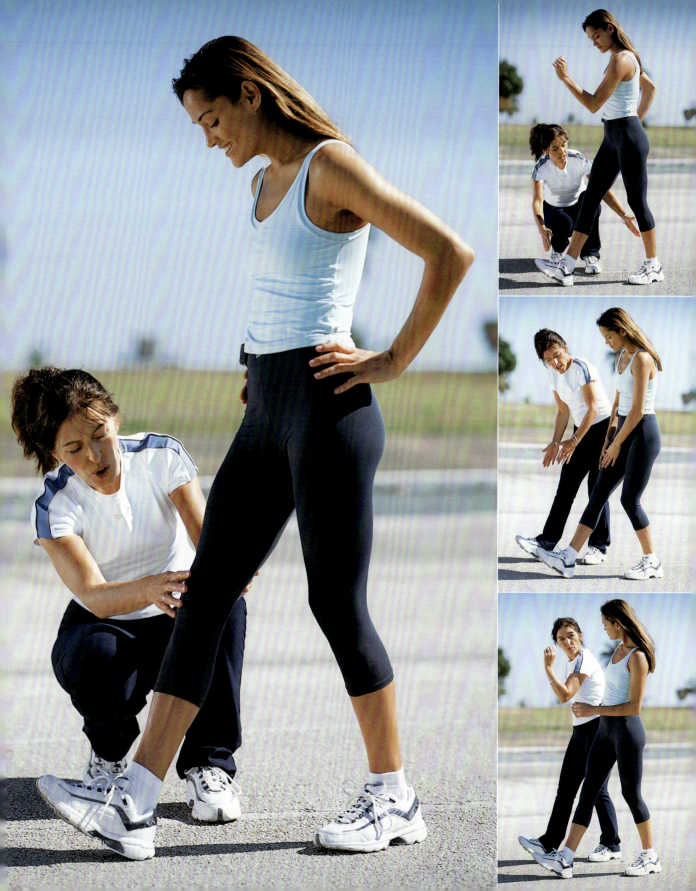

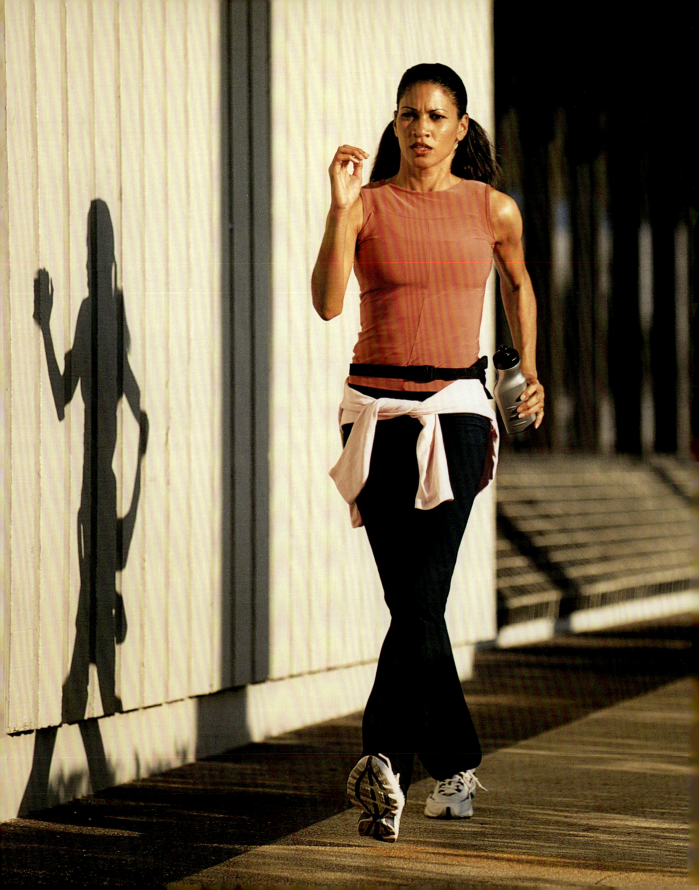

健走的力量

变得更加健美、苗条、强壮，健康而浑身充满活力，是我们每个人的愿望。而健走可以使我们如愿以偿。要想使自己的身体得到彻底的锻炼，健走是一种简单有效的方法。同时，你会和其他人一样，发现健走给你带来了新的人生体验，不仅是身体健康方面，还包括精神层面的。

"20年后，让你觉得遗憾的不是你做过的事情，而是你没有做过的事情。所以，解开帆索，从安全的港湾扬帆启航吧。乘着信风，去探索，去梦想，去发现！"

——马克·吐温

什么是快走？

行走是人类最自然最基本的行为。当将一只脚跨到另一只脚前方，并且胳膊前后摆动时，就能够获得约5公里/时（约3英里/时）的前进速度。加上"快"字，意思是改变自己行走时的关注点，调整行走技术，能使速度提高到8公里/时（约5英里/时）甚至更多。快走是一项将全身所有肌肉都调动起来的有氧运动，能够让你变得更健康、健壮。

很多人将健走当做一项业余爱好或锻炼方式，因为健走非常容易入门，它属于低强度的锻炼方式，不会像其他运动那样对人体关节造成过度冲击。健走受伤的风险较小。同时，健走不会像其他运动那样，有让人痛苦的门槛需要跨越。健走运动挑战性的大小完全根据自己的意愿决定。

健走分类

健走主要分为5种类型。尽管它们伴随着一些迷惑性的称呼（比如，快走有时也叫比赛走、健康走和活力走等），但是这5类健走可以根据速度和动作要领来明确定义。

散步走：一种闲散式的行走，步频比一般走路时慢，1公里大约需要20分钟甚至更多的时间（1英里用时30分钟或更多）。

健走：一项大众化运动

健走一直被认为是体育运动中比较容易的一种，完全可以看成是从起点到终点的一次旅程。对于所有年龄段的人，健走都是非常受欢迎的。全世界有不计其数的健走爱好者，他们要么独自健走，要么成群结队健走。目前这项运动的受欢迎程度甚至超过了跑步。

正常走：生活中每个人正常走路时都有自己的配速，但大致都在5公里/时（3mph）。也就是说，正常走1公里的时间大约是12分钟（或说成1英里20分钟）。但说实话，绝大多数人很难维持这个速度超过1小时。

快步走（简称快走）：散步走和正常走可以简单地用速度来定义和区分，一般不需要考虑动作要领，只需要双腿前后运动时，与之对应的胳膊向相反的方向自然地摆动，就可以在走路中获得平衡及向前的推力。但对于快走来说，动作要领就显得非常具体且重要了。

快走的速度可以达到8公里/时（约5英里/时），这意味着走1公里的时间不到8分钟（1英里的时间不到12分钟）。为了获得向前的推力，快走者需要用脚趾发力，同时用更大的劲儿让后腿打直并保持稳定。快走时动力的源泉就在于此，这也说明了快走过程中腿部向前推送的重要性。胳膊的运动对快走同样至关重要，肘关节成90度弯曲，手臂活塞式地前后摆动，具体技术细节见42~49页。

速度走：速度走需要比快走更加用力，速度也更快，在8公里/时（约5英里/时）之上。可以这样来理解速度走，它与比赛走（竞走）的差异如同慢跑与跑步的差异。一个长期坚持快走的人

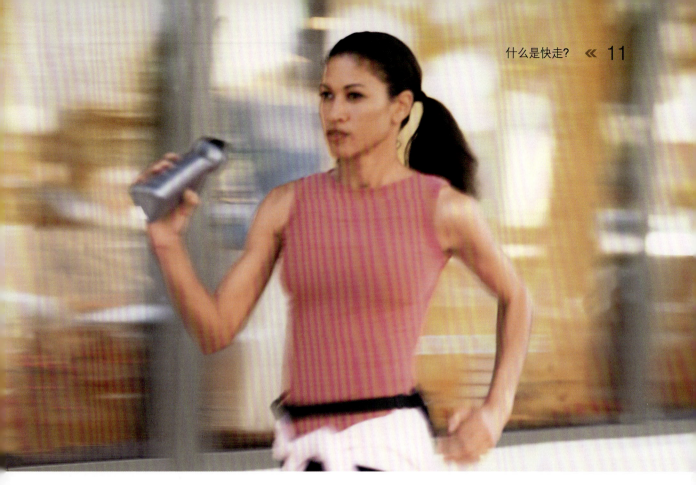

最终可以达到速度走的程度。

比赛走（或称竞走）：比赛走同样被称为奥林匹克竞走，算是健走的终极速度。比赛时运动员速度一般在14.5公里/时（约9英里/时）甚至更快，他们主要关注速度和竞争（更多信息见106～107页）。他们有自己的动作要领和严格的动作规范，并且要像大多数人快走时那样提臀送腿和摆动胳膊。快走的动作要领可以看成是竞走运动动作的雏形。

提升速度

快走的美在于可以在几周时间内从正常走进阶到快走。快频健走，而不是悠闲地散步，可以使心率提高。用这样的方式锻炼心脏，使快走成为一项有益于心血管的有氧运动。快走可以更好地保持身材匀称和健康（见34～35页）。快走可以消耗与跑步一样多的热量（卡路里）。很多人希望像跑步者那样让身体得到锻炼并收获健康的体魄，但又不想给自己的身体太大的压力，那么快走就是满足这些要求的最佳选择。

快走的益处很多（见12～15页），使它在很多国家成为主流运动方式，非常受欢迎。它是最自然的运动，需要的运动装备非常少，却好处很多。

快走者总是给人这样的感觉，他们有宏伟的目标并下了很大的决心。事实上，大多数情况也的确如此。

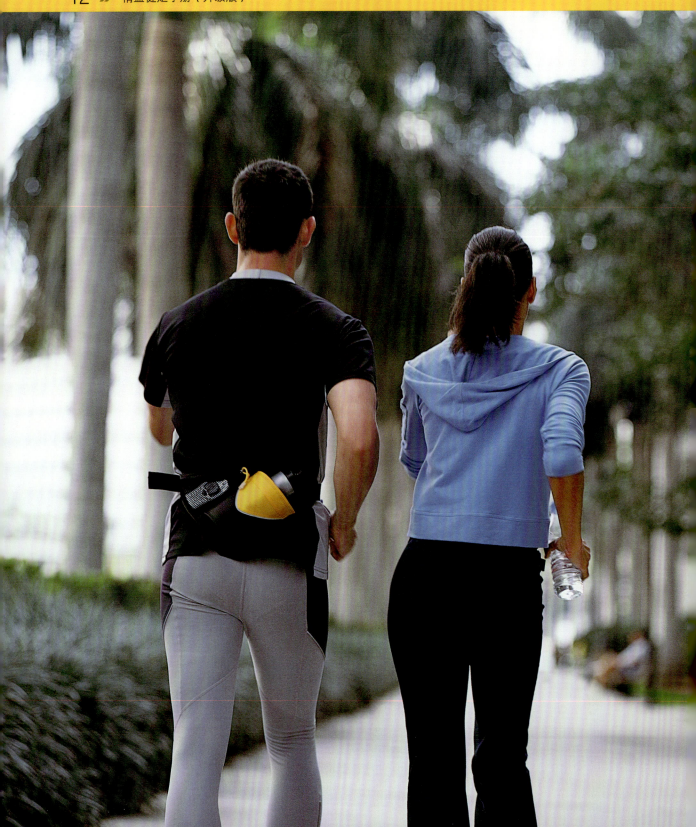

为什么要快走?

运动与健康方面的研究人员指出,快走是最接近"完美运动"的一项运动。这似乎很难令人信服,因为走路是每个人几乎不用思考就能完成的动作,怎么可能有如此重大的意义。当更多地了解自己的身体及健走的好处时,会发现事实就是如此。快走尽管简单,但它对身体和日常生活的影响却是深远的。

我们的社会压力越来越大,生活中久坐不动的现象也越来越多。我们宁愿坐汽车,不愿意步行;工作时坐在办公桌前可以几小时纹丝不动;我们选择坐在电脑前网购,也不愿意出门逛街。越来越多的人抱怨因坐姿问题导致的各种病痛就不足为奇了。如果我们每天都在为寻找生活的动力及兴奋点感到迷茫,那这样的生活又有什么乐趣呢?我们往往忽视了一个关键点,那就是:运动对我们的生活是必不可少的,而不是可有可无的,因为运动能产生极大的生活乐趣。

许诺健身

一般人认为,运动可以消除啤酒肚,有利于瘦身塑形,能穿上更小尺码的服装,这对夏天的着装尤为重要。我们并不常听人说,运动是为了让自己头脑变得更加清醒或是更快乐。但实际上,健康的思想、身体和精神状态之间有着千丝万缕的关系。想象自己是一个三角形,每个角都是一个支点。如果失去了其中一个支点,其他两个支点就很难使我们达到平衡。生活中,我们一直面临身心失衡的挑战,而快走可以帮助我们保持身心平衡。

许诺自己好好健身,就会像对待新知那样如饥似渴,运动的冲动一浪接一浪地袭来。我们都曾有过这样的经历,清楚自己应该运动,但没有调整好心态,没有充满热情和期望去改变自己。我们去健身房或者按照某个数星期或数月的健身计划锻炼并立志完成它,但总是因为某些原因被中断,这样我们又回到了起点,又重新开始健走。

对于大多数人来说,运动就像一次又一次的节食计划,变成无解的循环,达不到想要的效果。为了改变这种情况,首先需要做的一件事是反问自己:"运动为什么没有效果?"答案通常是无聊的,且不是你想要的,也不能用来解决问题。如何选择一项你一生钟爱的运动,关键在于选择那些有趣的、变化多样的且自己有冲动去做、对完善自我有一定挑战性的运动。这样的运动容易融入生活,使你拥有健康的身体、完美的身材。坚持运动能够维持身体健康,能让你在80岁甚至更高的年龄时仍然选择这项运动,享受完美人生。

在正确的道路上迈出第一步

在踏出快走第一步之前,需要思考你的快走

独自或结伴健走是强壮肌肉、锻炼心肺、塑形健体、保持头脑清醒和集中注意力等最有效的运动。

姿势是否正确，并且要让自己变得更加强壮和灵活。快走是一项有氧运动，这意味着肌肉充血并转化成能量。由于快走时需要用到人体的上下肢、躯干及很多肌肉群，所以无论你快走多远，都能有效地增强心血管功能。相辅相成，肌肉越发达、心血管功能越强大，才能保持体力走得更远且不觉得累。想象自己将生活中一切琐事都处理完后仍有精力去户外快走几公里，这是一种多么美妙的感觉。

尽管快走不能锻炼到身上的每一块肌肉，但它对锻炼人体后侧的肌肉很管用，尤其是小腿、跟腱、臀部、后背上部及肩部的肌肉。考虑到人体的其他肌肉同样需要保持灵活性和运动起来，我在这本书里给出了一些日常拉伸训练方法，以及健走的一些辅助锻炼方式，使身体得到最大程度的锻炼。

防止疾病

快走时对人体骨骼和关节的冲击，可以使它们变得更加强壮，不易造成骨质疏松。该病在老年人中很常见，当他们的骨头变得脆弱时，极易发生骨折。无论什么年纪，增加骨密度都是有必要的，老年人更有必要。

快走同样可以有效促进身体循环系统运作、加快新陈代谢。这不仅意味着会消耗更多的热量（卡路里），还意味着吸收食物中营养物质的效率会更高，促使喝更多的水。饮水不足是造成身体失调的诱因。多喝水可以促进消化和排毒，清洁人体各个系统。其他好处不说，多饮水能拥有更有效的身体机能和光泽靓丽的肌肤。

很难想象每天快走30分钟就可以给免疫系统带来巨大好处。免疫系统越强，身体受保护、远离疾病的可能性就更大。免疫系统是每天面对一切外界侵扰的一道安全屏障，无论是一般性感冒发烧，还是心脏病、癌症，将它的功能维持在最好状态非常重要。

身心健康

如果关注自己的身体，会发现自己长期不运动，身体就会感到非常累，生理和心理机能都变得迟缓，想平心静气地睡觉都非常困难。快走的

快走的益处

- 缓解紧张情绪，减少压力和焦虑，提神醒脑
- 更加有型、强健的肌肉
- 增强肌肉耐力和灵活性
- 体重控制及减脂
- 促进免疫系统
- 缓解女性经期前的紧张情绪
- 加强骨骼力量，防治骨质疏松
- 降低癌症发病率
- 加强心血管功能，降低冠心病和中风发病率
- 获得愉悦的心情
- 体内排毒，增强肌肤弹性
- 加强睡眠质量
- 缓解关节疼痛和僵硬
- 降低2型糖尿病的风险
- 提高血液中HDL（健康胆固醇）的含量，降低血压
- 帮助戒烟，促进健康饮食
- 提升心理素质，增强自信心
- 缓解或防止后背疼痛

主要好处之一就是能让人很快地进入酣畅的睡眠。我们每个人需要的睡眠时间不一样，但足够的睡眠能使我们感到更加平静、更有控制力、更有容忍性和耐性、更加热情地尝试新事物、接受挑战、更加快乐和满足。总之，平静的睡眠是提高生活质量的魔幻钥匙。

压力是另一种消耗精力的方式，它可能导致各种疾病，从哮喘、高血压到抑郁症和焦虑症。

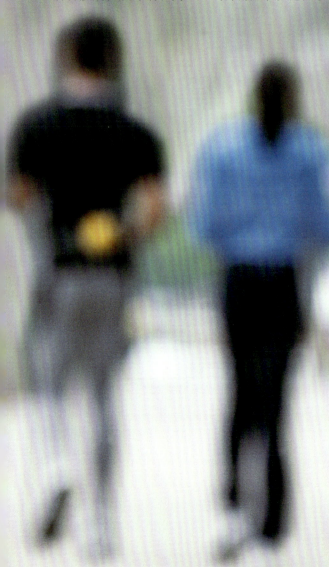

快走对缓解压力和增强自信心都有积极正面的作用，使你有私人时间进行思考，获得清晰的思路并解决问题。无论什么时候，在公园或是任意亲近大自然的地方健走都可以获得一种岁月静好的感觉。

月经前的紧张可能源自生理变化，但它对心情的不良影响大多数女性都经历过。然而健走可以让女性缓解这种不良症状，维持平和的心情。

美好生活

有了健康的身体、充足的睡眠和清醒的头脑，很难不觉得未来如春天般美好、生活如蜜糖般甜美了。运动释放一种称为"快乐荷尔蒙"的内啡肽激素，这是在运动后感觉很棒的原因。如果与朋友或家人一起健走，那运动后的心情会更好。此外，如果想在健走中充分释放自己的想象力，那可以选择独自健走，让大自然给予你启示。

如果健康水平和身体素质都提高了，对于生活中的一切挑战，比如减肥或参加马拉松，都将持一种积极应对的态度。机会对每个人是不相同的，但相同的是我们都需要生命的活力来激发我们的斗志、点燃我们的理想。无数人我与分享过他们的健走经历，他们最初的健走目的仅仅是强身健体。当我把他们的经历分享给新参与健走的人时，我觉得到世界上没有什么事情比这些经历更激动人心的了。

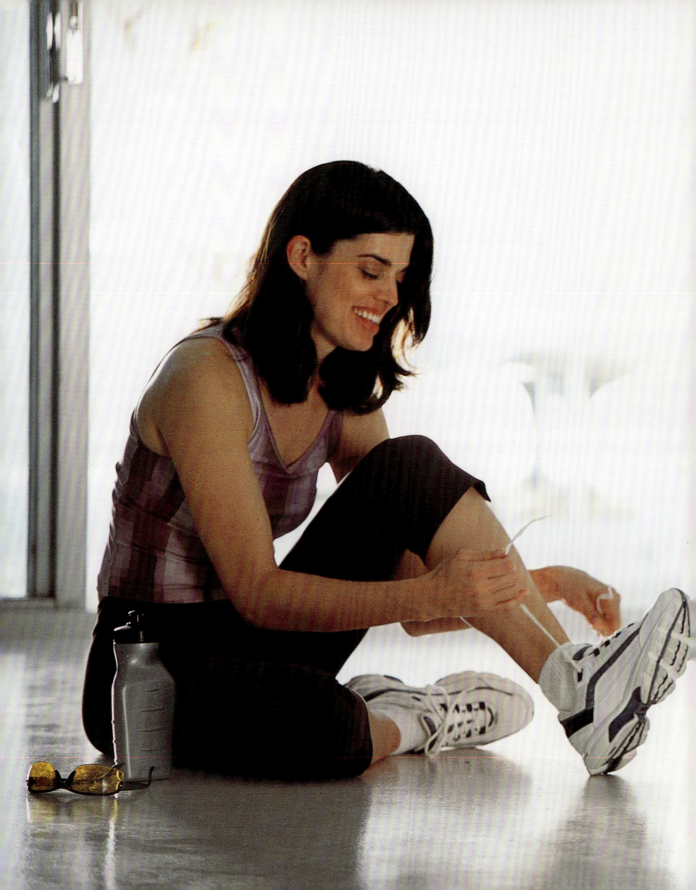

2 前期准备

不需要那些能让健走更高效的专业着装和装备，但有一双合适的健走鞋还是必要的，它会让你发挥出最好水平。健走时脚蹬地的力量大概是2.25个人体自身重量，一般的人每天的活动量在8 000～10 000步，一生要走132 800公里（约83 000英里）。当意识到这些数字时，就会发现一双好鞋的重要性。

"人类的脚是工程学的杰作，同时是一件艺术品。"

——达·芬奇

合适的鞋

脚是人体最复杂的部位之一。每只脚包含26块骨头、32个关节和数以百计的神经末梢,从脚底到脚背包含了4层肌肉。此外,不同人的脚形状各异、大小不一。如果我们想让自己的脚发挥好它的作用,那首先应该确保所穿的鞋袜合脚。

如何行走

大多数脚可以归为以下三类:内翻、外翻和中性。知道自己脚的类型对买鞋非常重要,可以使用鞋垫来纠正双脚过度的内翻或外翻。如果你不知道自己脚的类型,可以利用下面的湿脚测试来确定。

脚印分析

将脚放入水中,甩掉脚上多余的水后在一大张测试板或深色瓷砖地板上行走。

如果脚印是平板状,在应该出现足弓印的地方却没有出现印记或印记不明显,脚应该属于内翻。足弓低或者平脚更容易加剧脚的内翻。内翻是最常见的一种脚的类型。脚有一点内翻,造成内八字脚或足弓变平,这都属于正常现象。但过度内翻会使脚着地时严重内八字,使脚、腿部肌肤、膝盖、臀部过度受力,从而给整个身体造成不必要的压力。此外,过度内翻的另一症状是脚内侧中间部位和脚后跟的皮肤较粗糙。

如果脚印仅有脚趾、前脚掌(也称为跖球部)和脚后跟,那么脚应该属于外翻。外翻脚在行走时不能向内侧足够地运动,使脚外侧着地,

鞋底花纹磨损

旧鞋的鞋底花纹同样可以揭露健走者的步态类型。把两只鞋鞋底朝天,并排放到一块。如果鞋跟内侧磨损使得鞋向内倾斜,这属于内翻。反之,如果鞋跟外侧磨损使得鞋向外倾斜,这属于外翻。如果鞋跟两侧的磨损相当,则脚属于中性。

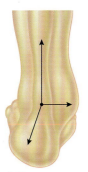 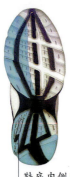 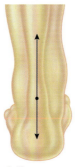 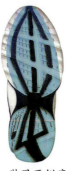 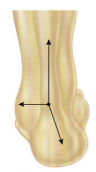 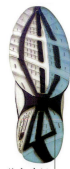

内翻(左脚) | 鞋底内侧磨损多 | 中性(左脚) | 鞋跟两侧磨损相当 | 外翻(左脚) | 鞋底外侧磨损多

脚外侧的皮肤就比较粗糙。

如果脚印介于上述两种情况之间，那么脚应该是中性的，说明行走时脚既不过度内翻，也不过度外翻，而是脚后跟中部着地。此外，从鞋底的磨损情况同样能看出走路的方式。

原因及治疗

有很多原因导致脚内翻或外翻，比如脚上长鸡眼或脚趾囊肿等问题，膝盖问题或者超重。行走时用动作有意纠正内翻或外翻，往往会矫枉过正。为了纠正过度内翻，需要找脚内侧支撑的鞋，且鞋后跟的稳定性要好。如果脚是外翻的，理想的鞋后跟应该非常稳定，且在前脚掌位置使用额外的鞋垫。

如果是轻度内翻或外翻，使用现成的矫正鞋袜或矫正鞋垫进行自我治疗也是有可能缓解内翻或外翻程度的。对需要支撑的地方，有些鞋提供了支撑功能，从而矫正走姿、防止受伤。如果怀疑自己的治疗能力，不希望自己亲自诊治，那就找一个有资格认证的手足病医生或足科医生咨询，对自己的脚进行专业的生物力学评估。足科医生还可以为脚量身定做一双矫正鞋垫。

关键点寻找

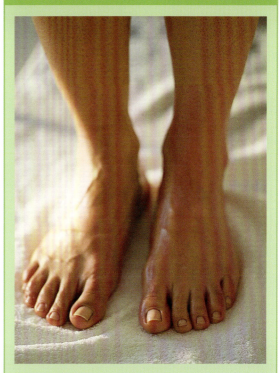

- 哪个脚更大？一只脚比另一只脚大是正常现象，买鞋时要以较大的脚舒适为准，小的脚可以通过鞋垫、袜子等调节舒适度。
- 哪个脚趾最长？一般情况是大脚趾，但有的人是第二个脚趾最长。最长的脚趾与鞋尖应该留有两手指宽的间隙（见20页）。
- 脚宽还是窄？大多数鞋的宽度是固定的，可以使用鞋带来适量调整鞋宽（见22~23页）。如果你的脚比一般情况宽或窄得比较多，应该购买设计有不同鞋宽的鞋子。
- 脚后跟是否纤细？这对于女性是非常常见的。买鞋时首先要让脚的最宽处感到舒适，然后通过鞋带来调窄脚后跟的宽度（见23页）。
- 脚趾关节是否较大或患有脚趾囊肿？如果是，应该找足科医生咨询购鞋的专业意见。

健走鞋

很多人问:"健走是否可以穿跑鞋?"那么我想说,当穿着足球鞋打网球时,一定没有想让自己表现最好。这个道理也适用于健走鞋与跑鞋。适应健走的鞋应该更加灵活,健走向前推送跨步时,前脚的弯曲程度是跑步时的两倍。在完成从脚跟着地到脚趾拔地的滚动式连贯动作时,鞋的柔韧性要足够好才行。鞋垫对脚跟的支撑性要强,因为健走者用脚跟着地。很多跑步鞋的鞋跟都比较高,但健走鞋鞋跟没那么高。如果穿跑步鞋健走,可能会使肌肉过度劳损而受伤。

找一双合脚的健走鞋非常重要,如果不能找到合适的,可以退而求其次穿交叉训练鞋或登山鞋。下页有对健走鞋要求的关键点描述,你应该找一双满足关键点尽量多的健走鞋。最主要的是鞋要灵活、防水、鞋底不打滑。

购鞋

购鞋时,应该选择有良好声誉并配有专业销售人员的运动鞋店。店员应该能正确评估脚的类型,并引导你去适合的鞋区进行挑选。好的鞋店应该配有跑步机让你试鞋,有的甚至允许去店外的人行道上试着走一走。

实际上,每天下午脚是会稍微膨胀的,走动多了脚也会稍微膨胀。所以最好在下午买鞋,因为那时脚最大。买鞋前准备一个关于自己脚的信息单(见19页),这样就不会在购鞋时遗漏鞋舒适性的重要信息。买鞋还要留意以前或现在受过的一些伤,它们可能会影响对鞋的要求。认真研读21页的材料并记住健走鞋的主要特征。同时别忘了带健走时穿的运动袜,应该穿上它们来试鞋。如果平时使用健走用的矫正鞋垫,那么买鞋时也最好带上。最后请记住,鞋的价格千差万别,贵的鞋并不代表就是适合的鞋。

矫正鞋垫

矫正用的鞋垫用于纠正脚的运动动作,尤其针对那些严重内翻的脚。对于平足或者患有脚趾囊肿的健走者,矫正鞋垫还可以防止运动损伤。在大街上行走一般用普通矫正鞋垫就可以。如果想定制矫正鞋垫,应该先让手足病医生或足科医生对脚进行生物力学评估,然后他们会针对脚的特点来设计矫正鞋垫,比如设计脚跟垫的高度。

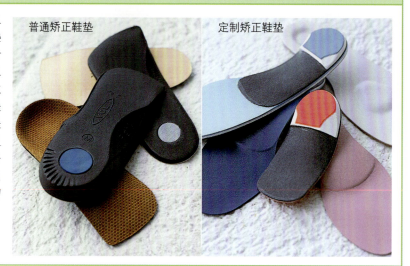

普通矫正鞋垫　　定制矫正鞋垫

买鞋的关键点

适合健走的鞋应该轻质且柔韧性好,这样才能保证动作的正确性。注意鞋的前端要给脚趾留一定空间,好让脚趾也能灵活运动。如果脚不是非常瘦,那就尽量别穿前端收口的锥形鞋。为了便于健走时腿脚向前推送,最长的脚趾与鞋尖之间应该留有两指宽的间隙。

矮帮
健走往前推送腿脚时,脚踝处都是呈锐角的。矮帮的健走鞋可以有效防止跟腱拉伤或其他问题。脚的这个部位非常脆弱。

轻质防水
一双健走鞋应该尽可能轻,最好是防水的,所以最好是戈尔特斯面料。

柔软
好的健走鞋不仅可以保护脚,还应该有好的柔韧性,这是脚部动作完整流畅的前提。

鞋头
鞋头留有足够的空间,鞋面不要有压迫感,好让脚趾有足够的空间伸展,在腿脚向前推送的过程中受到保护。

后跟稳定性
不管是内翻脚还是外翻脚,健走鞋都要求后跟稳定性好,能够帮助纠正走姿。

足弓支撑
好的健走鞋都应该对足弓有很好的支撑作用,必要时使用鞋垫。

减震
鞋的减震性非常重要,尤其对脚跟和脚掌。

当试穿健走鞋时,脚应该有一种很好的支撑感、被保护感和舒适感,脚没有半点受压的感觉,脚跟被固定,足弓受支撑。和其他运动鞋一样,如果现在的健走鞋变小了,不合脚了,那这双鞋就没用了,就应该穿比现在的鞋大1~2号的健走鞋。

一定要注意鞋头,有的鞋的鞋头收口很厉害,呈锥形。除非脚比较纤细,不然穿这种鞋会觉得有点挤脚。在鞋店试鞋时可能觉得没事,但当穿上鞋开始健走时,脚很容易与鞋发生挤压摩擦,磨出水泡或者被擦伤。尽管是老生常谈,但还得强调,最长的脚趾与鞋尖之间应该留有两手指宽的间隙。

应该让鞋来适应你,而不是你去适应鞋。如果健走鞋有点挤脚或者磨脚,那就可以考虑把它扔鞋架上了。别想着穿一双鞋走一百万公里,该去鞋店买新鞋时还得去。

打理健走鞋

买好合适的鞋之后,一直到不再穿为止,都应该好好打理它们。鞋湿了要把鞋垫拿出来,然后把鞋和鞋垫分别弄干。用报纸把鞋填充满,目

系鞋带的学问

鞋带系得好可以让鞋穿着更舒适。特别是当脚跟比较窄但鞋又比较宽时,系好鞋带非常有用。

穿鞋时要先把鞋带松开,再把脚往鞋里伸。拉紧鞋带时,需要从前部鞋眼(更靠近脚趾)往后部逐个拉紧。

大多数人适用于标准的十字交叉系法。相对于条形系法,这种系法使鞋面受力更均匀。大多数鞋有两排顶部鞋眼,如果脚比较瘦,两排鞋眼都可以系上;如果脚比较大或脚背比较高,那就可以不系最顶部的那排鞋眼。

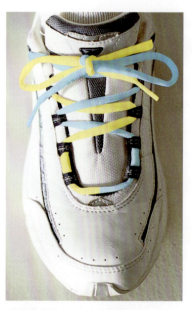

系鞋带方法之一——宽脚

为了让系鞋带的区域更大,可以采用如下的系法:底部两排鞋眼按常规的交叉法系,紧接着的两排鞋带不相互交叉而是单边往上穿过鞋眼,然后到中部鞋眼之后又恢复交叉系法,直到系完鞋带。

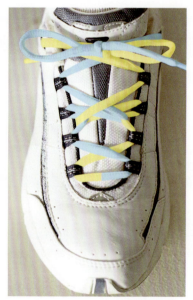

系鞋带方法之二——瘦脚

底部两排鞋眼按常规的交叉法系,然后将鞋带再次穿过刚才穿过的鞋眼,再穿到下一个鞋眼。这样就利用鞋带在两边各产生了一个结。鞋带再一次穿过刚才形成的结并拉紧。随后重新采用交叉法系完鞋带。

的是用来吸湿。几个小时后如果报纸已经把鞋内水分吸得差不多了，就可以将报纸取走。不要为了让鞋赶紧干，就把鞋放在热源（如散热器）上或附近的地方直接烤，这样会破坏鞋的材质，使鞋出现裂纹或者老化。正确的方法是让它们慢慢风干。不要将鞋放入洗衣机里进行清洗，这样会加速鞋的损坏。如果鞋脏了，用布好好擦洗。如果鞋上有很多泥，需要轻轻用温热水把泥擦掉，这样就又可以穿了。鞋不穿的时候不要放在密封的塑料袋或盒子中，应该让它们完全暴露在空气中。如果经济允许，应该买两双健走鞋轮流穿。

一般来说，每双鞋在完成800～1 125公里（500～700英里）健走后就应该报废了。最好将买鞋的时间写在鞋里，这样就不会忘记了。报废时也许它们的外表仍然很好，但鞋的内部已经穿坏了，不能再起到有效的支撑作用。实际上一双鞋会自动告诉我们是否该换掉它，因为一双舒适的健走鞋在接近报废前，脚可能会磨出水泡或是出现脚踝疼等症状。

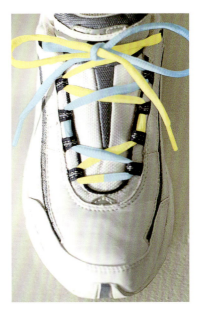

系鞋带方法之三——宽足弓或深足弓的脚

底部两排鞋眼按常规的交叉法系，接下来中间的两排鞋眼不用交叉，直接沿单边往上穿过鞋眼，然后再恢复交叉系法。

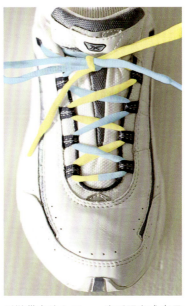

系鞋带方法之四——脚后跟窄或者易滑的脚

按常规的交叉法系鞋带直到最后还剩一排鞋眼为止。然后每边按照系鞋带方法之二中提到的方式形成一个结，将鞋带交叉之穿过结，拉紧鞋带，最后按正常方式打结。

登山靴要专鞋专用

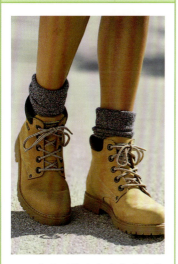

我看到很多人穿着登山靴健走，他们基本上是以疼痛告终的。登山靴是专门用来应对崎岖起伏地形的，它们的鞋底僵硬，脚踝支撑也很牢固。如果穿它来健走，可能会引起脚部问题。请记住，穿适合路面条件的鞋非常重要。

运动着装

当选择健走服装时，最重要的是舒适性和实用性。当知道所穿的衣服很适合健走时，根本不会意识到所穿的衣服，而是尽情地享受健走。如果是在特别冷或特别热的极端天气下健走，参见114～115页，可以找到在这些极端天气下健走如何着装的内容。

健走衣裤

除了鞋之外，健走需要考虑的第二重要的事情是下半身如何着装的问题。理想的选择是人造纤维或合成纤维（人造纤维与天然纤维合成）制成的高弹性紧身裤或短裤，它们透气性好又吸汗（将皮肤的汗水吸到面料外侧然后蒸发掉）。注意裤子的腰不要太紧，裤子的线缝要平整且尽量少。因为任何大线缝的裤子（比如慢跑穿的裤子或者牛仔裤）都会在运动时摩擦身体，这样会非常不舒服。

许多人在刚刚尝试健走时容易犯的一个毛病就是上身穿得过多。刚健走时体温会很快上升，然后在健走过程中又会很快下降，所以穿衣的诀窍在于穿薄衣服。里面可以穿一件运动背心或者T恤，再穿一件轻质运动衫或夹克（见右侧框）。如果穿的第二件衣服是长袖，在不穿它的时候可以把它系在腰上。有的夹克设计成不穿时可以折成一个腰包，系在皮带上或绕在腰部。

面料一定要选择人造纤维或者合成纤维，透气性好又吸汗。羊毛制品穿起来很舒服，但当流汗或者感到很热时，它们会黏到身上，变得又湿又冷。还要注意，必须准备一套衣裤在健走结束之后穿。如有可能，尽量穿浅色衣服或者带发光条的运动衣服，这样就算是在黄昏或者在黑暗的地方，也非常容易被别人发现（见116～117页健走信息及安全）。

头部装束对于健走也很重要。棒球帽很管用，天气炎热时它可以防止太阳对眼睛的直射；天气寒冷时它又能保暖御寒。同样需要注意的是，要挑选速干型人造纤维的帽子，而不是羊毛帽。

雨天或者大风天户外健走

- 下雨时，需要一件人造纤维（如戈尔特斯）制成的轻质夹克，它既防水又透气。这不同于一般的防水衣服，不会有穿着夹克如同蒸桑拿一般的感觉。

- 需要注意几点：夹克袖口应该是收紧的，不会让水进去；夹克的背面应该足够长，并保持干爽；夹克应该是高领的，以免让雨滴进去；夹克最好还自带帽子，防止雨水打到脸上。

- 如果雨比较大，又或者在一年中的某些特殊季节（见114～115页），可以戴一副人造纤维的轻质手套。

- 如果风比较大，夹克最好是底部有一条拉绳可以内收的那种，这样可以防止风进去。这里仍然要强调，防风夹克最好是人造纤维的，既结实又轻质。

高性能着装

科学的健走着装需要一段时间的摸索。健走之美在于不需要准备特别的服装，不需要精心准备或挑选衣物，唯一的要求就是任何天气下都要穿得舒适干爽，这是能在多大程度上享受健走的关键。

运动背心或T形背心
它们的作用是在热天健走时感觉凉爽，在冷天健走时感觉暖和。不吸汗但排汗性能好的背心是非常棒的运动底衣。根据实际情况，还可以增添外衣。

头装
冬天运动时，耳套或是帽子有助于保暖。棒球帽用来遮阳最理想，下雨时还可以用来防止面部被雨打湿。

长袖运动衫
轻质、透气性好又防水的长袖运动衫可以在必要时用来保暖。要注意衣袖应该是宽松的，运动时不会影响摆臂。最好腋下或者侧面还设计有拉链，这样就可以在需要时拉开，让空气流通循环起来。

手套
天气凉爽时需要戴手套。挑选戴上手套指尖也能点击触摸屏那种，这样就不用取下手套也能方便地使用GPS了。

高可见度的反光衣
为了安全，健走时必须保证随时都容易被别人发现，特别是在夜晚或者光线不好的地方。

紧身打底裤或短裤
弹性好，舒适，内侧不要有明显的线缝，那样容易摩伤皮肤。

防晒霜
选择SPF防晒系数在30以上的防晒霜，最好是防水的防晒霜。

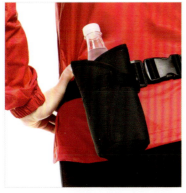

使用带水座的腰包，就可以在健走时方便地带上750毫升（1.25品脱）水，让双手空空，能专注于手臂动作。

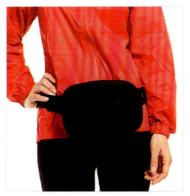

理想的腰包应该能装下健走所需的所有物品，但腰包必须紧致，才不会影响健走技术。

合适的内衣

不管是什么罩杯的女性，健走时都应该穿运动胸衣，这是女性必备的运动装备。为健走找到一款合适且舒适的胸衣非常重要，同时它还应该有很好的支撑作用。女性胸部由相对脆弱的组织构成，没有肌肉。激烈运动可能会拉伤甚至撕裂胸部组织。这些组织被破坏后没有自我修复的能力，所以运动胸衣是非常重要的。

要确保自己穿的胸衣是合身的。据估计，大约70%的女性穿的胸衣的罩杯不合身。如果对此感到迷茫，最好进行专业测量。切记，就算是常规运动，在进行了一段时间后，基本上都会改变身形。同时，胸衣的罩杯也是有可能变化的。

有的胸衣有说明书，会说明穿它们最适宜低、中、高三种运动强度中的哪一种。我把健走归为中运动强度或高运动强度的运动。究竟是哪一类，取决于自己定的目标。材质是人造纤维或合成纤维的胸衣是最好的，因为它们吸汗且透气性好。有的胸衣含有镀银纤维，可用于杀死佩戴处的人体细菌。有的还在胸衣上设计有心率表，如果关注运动心率，这将是不错的选择。

最好买两个运动胸衣，这样健走运动不会因为其中一个胸衣洗了而叫停。运动胸衣的寿命是6～12个月，尤其是对每周健走3～4次的女性。时间长了，胸衣的弹性会退化变松，这也是应该买新运动胸衣的一个信号。

运动胸衣

一个佩戴舒适的运动胸衣应该是紧身的，但又不至于紧身到影响呼吸。应挑选肩带宽且无弹性的胸衣，因为它们不会勒伤肩膀。可以考虑有填充物的肩带，它们会更舒适。应该确保当健走或者向上举胳膊时，胸衣肩带紧紧地固定在肩胛骨处而没有松动。

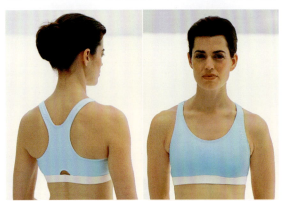

轻固型胸衣 裁剪精良的胸衣可以当运动外衣，且里面含有压缩罩杯。这样可以让胸部变得稍微平坦，运动时使胸部的运动幅度尽可能小。对于胸部较小的女性，这种胸衣是非常舒适的。一件好的胸衣还应该有反光带，就算是在黑夜，大家也能注意到你。背部呈Y形的胸衣可以为所有罩杯的人提供非常好的支撑性。

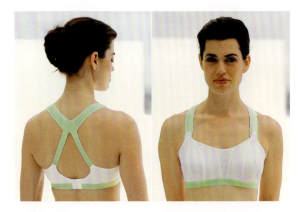

紧固型胸衣 紧致的运动胸衣可以将胸部紧紧地固定起来，尤其是对于那些比较丰满的女性。不要买前扣式胸衣，它们会增大胸部的运动幅度。要买那种无缝式胸衣或扣在背后的胸衣。同样，背部呈Y形的胸衣有非常好的支撑性，并且这种暴露式的设计让更多的肌肤可以自由呼吸。

运动袜

关于运动袜的争论,在健走爱好者之间从未停息过。有的人喜欢穿薄袜子,但我发现薄袜子不会对脚起到足够的保护作用,所以我更推荐带额外垫片的厚袜子(见下面方框)。不管穿哪种类型的袜子,材质一定要是合成纤维的,它们吸汗且容易干。棉袜或毛袜汗湿后可能容易把脚磨出水泡。一定要确保穿的袜子非常舒适,不能太紧,并且应该足够长,至少可以包住跟腱。如果发现袜子的脚后跟或其他地方变薄了,那就应该买新运动袜了。一定不要只穿鞋不穿袜子,这样容易导致水泡、擦伤、足癣等,更不用说脚臭了。

> **低帮袜**
>
>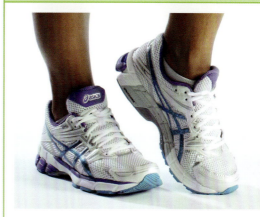
>
> 低帮袜看上去很简练,但健走并不推荐帮过于低的袜子。健走时跟腱会摩擦到鞋子的后跟,如果没有高帮袜,这样很容易磨出水泡。

袜子的选择

如今运动袜的种类非常多。我建议尝试不同款型的袜子,直到找到合适的为止。这可能需要花一定的时间和金钱,但这完全是值得的。没有什么比合适的鞋袜搭配更舒适的了。切记,选择合成纤维的运动袜,而非天然织品的袜子。合成纤维的袜子有更好的吸汗性。

有垫片的厚袜:这是我最喜欢的类型,它们看上去柔软有档次,并且在脚掌和后跟的重要部位都加上了垫片,有时足弓处也有。买鞋时要记得穿这类型的厚袜,因为袜子的厚薄可能导致鞋有半个尺码的差别。

薄袜:要买那种没有线缝或线缝少的合成纤维袜子。棉袜很容易被汗湿,就会变得僵硬。有人发现薄袜容易引起摩擦,不能很好地保护脚。但很多人确实喜欢薄袜,所以挑选一双适合自己的薄袜也是可以的。

双层袜:它们由两层纤维构成,这样设计的目的是防止脚磨出水泡。理论是这样的,当你行走时两层纤维的摩擦替代了袜子与脚之间的摩擦。相对于健走者,这种袜子对跑步者的作用会更大。

基础装备

健走的一项好处是不需要任何专业装备。只要有一双合适的鞋，就可以打开家门开始健走了。随时追踪健走路径并反馈健身成果是非常有用且令人鼓舞的一件事。科技在这时候就派上了用场，可以追踪健走的每一步。

计步器、GPS（全球定位系统）和智能手机

测量健走距离并不是一件容易的事。如今有各式各样的装备来进行各种测量，可以是一件专门的装备，也可以是智能手机上下载的APP。测量过程都是动动指尖就可以完成的。

计步器或者运动手环是最基本的装备，它们并不贵。对于初级健走者是一个理想的装备。它们可以给出健走时的关键信息，如距离、频率、步数和时间等。有的甚至还可以记录健走时消耗了多少热量。

可以每天24小时都佩戴着装备，这样就可以持续关注上述信息了，跟踪每天的行径及消耗的热量，记录心率和睡眠情况。有的计步器还有音乐播放功能。智能手表还可以通过文档或邮件提供有用的信息，不仅包括身体健康和健身方面的信息，还包括日常生活方面的信息。

还有很多智能手机APP可供下载，它们可以将装备记录的信息传送到APP，这样就可以马上在手机上形成健走日志，并跟踪每周的进步情况。

智能手机是健走的最佳伴侣。不足之处是并非所有地方都有GPS信号，并且从安全的角度来讲，智能手机也容易使你在健走时分心。

APP

有很多的手机APP可供选择，来辅助健走训练。它们有各种功能，比如健走距离、步频、热量消耗的跟踪，告诉你该吃什么、心率多少，监控睡眠质量，或是激励你完成下次挑战。根据它们所支持的功能和自己的需求，可以尽量选择多功能的APP，这样就用不着安装太多的APP。

当选择手机APP时，要确认一下它们是只需要设置性别，还是需要其他的个人信息及设定个人目标。

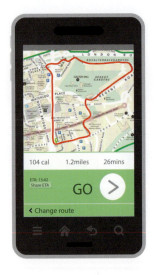

可以下载手机APP来帮助你干各种事情，从设计健走路线到制订每天的普拉提或壶铃健身计划。

每日10 000步挑战

我几年前就有这个想法，每日完成10 000步（大约5公里）。尽管没有科学依据说明为什么这个距离就比其他的好，但它如今已经是全球公认的保持身体健康和健身的最佳距离。佩戴装备来记录每天的步数，不仅告诉你完成了多少，更重要的是提醒你什么事情没有做。一般人走1英里（约1.6公里）大约是2 000步，久坐的人每天的步数大概在1 000～3 000步。所以佩戴一个计步器可以有效地增加每日的步行距离，这对身体健康来说有很好的积极正面的作用。

久坐对健康不利，这是常识。所以可以用装备来提醒自己每小时起身运动一下，频率可以自己控制。当然，每日设定一个这样的目标本身就是一种挑战。

有了持续的激励和动力，健走者对于完成他们的目标应该更加有信心，就算是比他们平时健走距离更远的挑战目标。如果想和朋友比试，你可以在线追踪他们的健走情况。这是一种精神胜利法，能给你带来更大的动力。你还可以加入他们的在线交流。

如何每日计步

可以尝试一周内每天都佩戴装备，早上起床时佩戴上，晚上睡觉前取下来。到周末时会对自己每天的步数感到惊讶的。

需要注意的是，每天走的10 000步，不包含锻炼时的步数，这就不容易实现了，但根据你自己的健身水平，你可以慢慢达到这个水平。

健走包和其他辅助装备

为了安全，不管计划走多远的距离，外出健

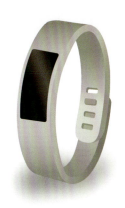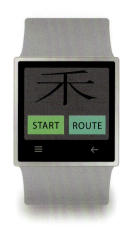

在选购一个装备来辅助自己的健走训练时，主要考虑的因素是精准性、多功能性及价格。

走时最好带一个腰包。包里放一些必备品，比如，钥匙、现金、唇膏、太阳镜和手机等（见116～117页）。

为了舒适，应该将腰包系在腰间最细的地方，这样在健走时腰包就不会晃动或掉落。最理想的是腰包还有个水座，或是单独一个水座也行。

如果不愿意健走时腰上缠着包，可以使用腕包或臂包，它是一个压缩包，但足以装下钥匙和少量现金。腕包或臂包最好采用尼龙搭扣带的，可以舒适地绕在手腕或胳膊上。还可以找到装手机或者其他设备的臂包。

尽量不要使用背包，会影响健走时的动作。就算是最轻的背包，在健走时也会让肩部不舒服。如果你是越野健走（见112～113页），可能需要一个轻便的背包，并且背带一定要结实。

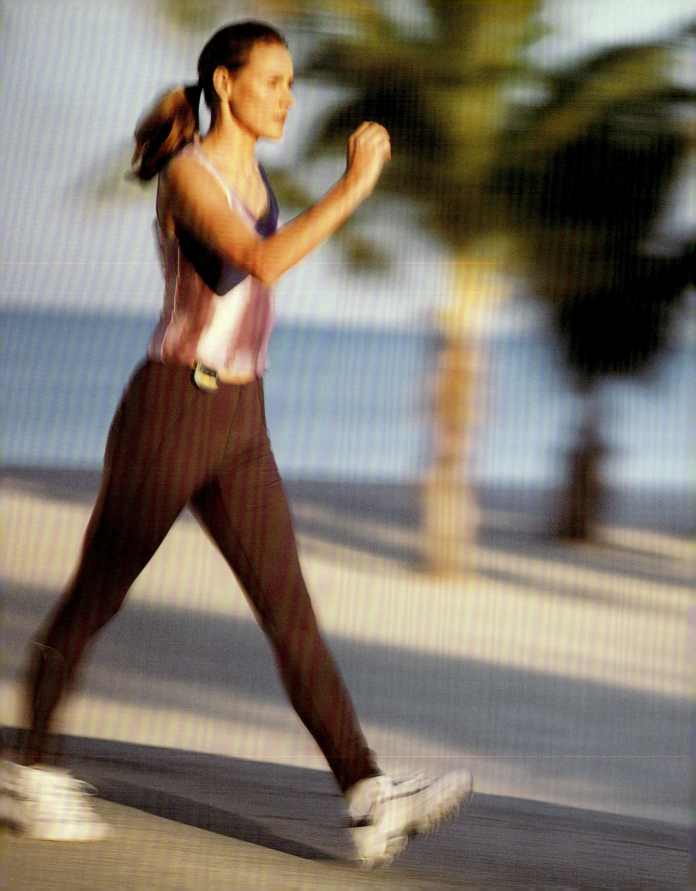

开始健走

在开始任何新的锻炼计划之前,确定自身的健康水平及运动适应性是非常重要的,这样才能明确对自己最科学的训练强度大小。通过遵循下面简单的进阶式训练计划,会很快掌握正确的健走动作要领。将这些技巧与制订最佳路线的能力结合,就算是做好了准备,可以开始健走了。

> 千里之行,始于足下。
>
> ——老子

健走适应性评估

不论是刚开始着手健走还是早已迫不及待，在开始进行一项新的锻炼项目之前，为了避免肌肉负担过重，或者训练过度导致不适，事先确定肌肉柔韧性及力量是很重要的。对那些经常参加锻炼或步行的人，健走的适应性评估又不是那么必要。如果你每周进行三次有氧运动，应该有很好的耐力，但对健走来说，也许肌肉力量还是较弱；如果你每天坚持步行去公共汽车站，可能拥有很强的腿部肌肉。

柔韧性及力量

灵活的肌肉和强健的跟腱需要通过规律的拉伸训练来获得，这些训练还应包括热身与放松过程中的拉伸运动（见52～53页及68～72页）。进行全方位的运动对日常生活来说很重要，特别是对那些想学会并享受正确的健走动作要领的人。

在健走运动中需要用到小腿肌、跟腱及胫骨以下的肌肉。为了测试身体中这些部分的柔韧性，坐在地板上，双腿在前伸直。尽量勾脚尖使脚趾朝向你，如果脚可以垂直于地面或者超过这个幅度，那么腿部柔韧性非常棒！注意必须做到绝对的垂直才算柔韧性好，稍微有点不垂直，就意味着需要锻炼以提高腿部肌肉的柔韧性。

知道自己身体的强壮程度，可以帮助你确定训练应该从进阶式训练中的哪一级开始。核心肌肉群的力量对健走姿势至关重要。正确的健走姿势和稳定性是健走动作要领中非常重要的部分。

下一页的测试可以帮助你评估核心肌肉力量。

健康检查

心脏是身体中最重要的肌肉，一天的跳动超过10万次。这个独特的发动机将血液从肺部（血液收集氧气的地方）压到肌肉（在这里氧气作为"燃料"消耗掉）。与其他肌肉一样，心脏也需要锻炼以保持健康和强壮。有氧运动，比如健走，可以提高身体对氧气的需求量及使心脏跳动更快，从而很好地锻炼心脏功能。年龄及健康水平是影响心率的主要因素。健走中饮用的水量、摄入的食物、疲劳或者焦虑等因素都会影响运动心率。

心率与训练强度

开始训练时，了解你对有氧运动的适应能力是很重要的。这样你可以在一个相对安全又运动量适度的水平下完成锻炼。静息心率可以很好地反映健康水平。心脏越强壮，每次心跳驱动流经全身的血液就越多，这意味着：相对那些不爱运动的人，不管此时是否在运动，你心脏跳动的次数都比别人少。

> **腰背部柔韧性测试**
>
> 腰背部与腿筋肌肉对健走很重要。为了测试它们的柔韧性，可以坐在地板上，两腿保持伸直状态，脚踝弯曲，使双脚底部贴紧墙壁，然后双手向墙壁方向伸展。如果掌心可以触及墙面，说明柔韧性非常棒。手指关节能触及墙面说明柔韧性还不错，指尖（平对墙壁）能触及墙面说明柔韧性达到一般水平。如果指尖都摸不到墙面，说明非常有必要进行身体柔韧性锻炼了。

核心肌群测试

这项练习能测试核心肌群的力量。平躺在地上，如果后背趟得中正，与手部保持同一水平位置，并且在腿部下落时不会拱起，这表明拥有强壮的肌肉。肌肉越弱，背部就会拱得越高（见54～59页）。时常进行这些测试来评估自己的进步。如果测试时感到任何不适，就需要停止测试，以免背部肌肉拉伤。

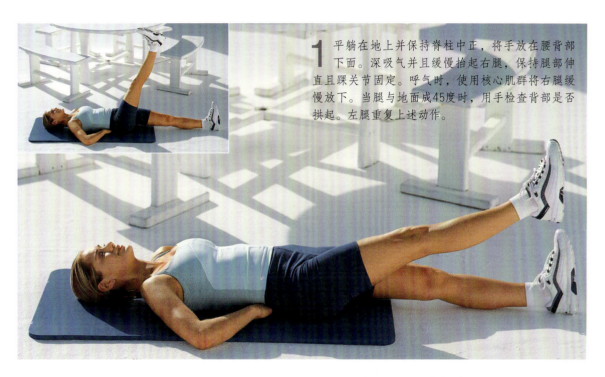

1 平躺在地上并保持脊柱中正，将手放在腰背部下面。深吸气并且缓慢抬起右腿，保持腿部伸直且踝关节固定。呼气时，使用核心肌群将右腿缓慢放下。当腿与地面成45度时，用手检查背部是否拱起。左腿重复上述动作。

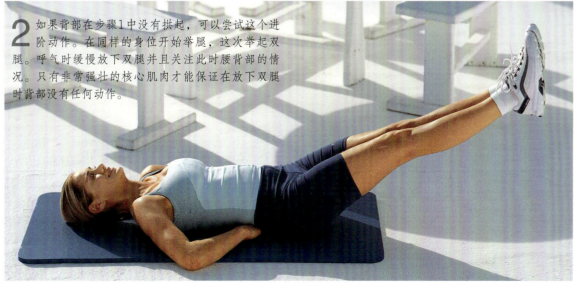

2 如果背部在步骤1中没有拱起，可以尝试这个进阶动作。在同样的身位开始举腿，这次举起双腿。呼气时缓慢放下双腿并且关注此时腰背部的情况。只有非常强壮的核心肌肉才能保证在放下双腿时背部没有任何动作。

为了确定静息心率，至少静坐10分钟，然后感受手腕处的脉搏（桡动脉）。手腕翻转朝上，另一只手的拇指放在手腕下侧以支撑手腕，用另外一或两根手指放在手腕的脉博点上。记下10秒内脉搏的次数，然后乘以6，得到心脏1分钟的平均心跳。

一个健壮的成年人静息心率50～60次/分钟（bpm）。一般成年人静息心率大约在72次/分钟，而不健康的成年人的静息心率在80～90/分钟。但不排除有一些人天生就有更快或更慢的心跳。

心率表

测量心率最有效的方法就是用心率表（见35页）。它们简单实用且非常有效。许多心率表还考虑性别、年龄、身高、体重等信息，从而提供最切实有效的训练心率范围（见下面方框）。

知道了静息心率后，就可以确定你的运动心率范围（见左下方框）。如果不太健康，就要在运动心率范围的下限附近锻炼。如果体质极差，运动心率范围应该降到MHR的55%～50%。为了变得更强壮，可以在运动心率范围内增加训练强度。用胸带式的心率表是运动时监测心率的最有效方法。

Borg指数

这是一个评价训练强度的计数体系。Borg指数依赖于自己的生理感觉——训练时是否感到疲乏。因而它也是一个快速评价训练强度的方法。对那些强壮、身体状态好的人来说，这个方法尤其有效。不过新手们可能会发现它并不那么准确，他们会感觉自己在一个比实际情况更高的运动水平上进行锻炼。

当以轻盈的步伐进行健走时，大多数人认为自己的运动Borg指数在4～7。对于一般人来说，运动Borg指数等于7是正合适的运动量。如果感觉运动太累，那就应该慢下来。如果觉得太轻松，那就应该提速。

> **运动心率范围**
>
> 为了让心脏和肺部得到最有效的锻炼，需要在最大心率（MHR）的65%～85%进行训练。如果是一位男性，MHR=220-你的年龄；如果是一位女性，MHR=226-你的年龄。比如，你是一位40岁的女性，你的MHR为186次/分钟。
>
> 为了找到运动心率范围，计算出心率的上下限：
> 65%×186（0.65×186）=117bpm
> 85%×186（0.85×186）=153bpm
>
> 因此，对一个40岁的女性来说，她在训练时的心率范围就是120bpm到158bpm。
>
> 训练超过了上限会给身体带来不必要的负担（同时训练效果不大）。低于下限则表明训练强度可能不够，不会从健走项目中获益。

感知运动量的Borg指数（RPE）

RPE	描述
0	完全没有用力
0.5	非常少的力
1	很小的力
2	少量
3	一般
4	有一点强度的耐力训练
5～6	比较强的耐力训练
7～9	强度很大的力量训练
10	强度非常非常大
★	到达极限

健走适应性评估 » 35

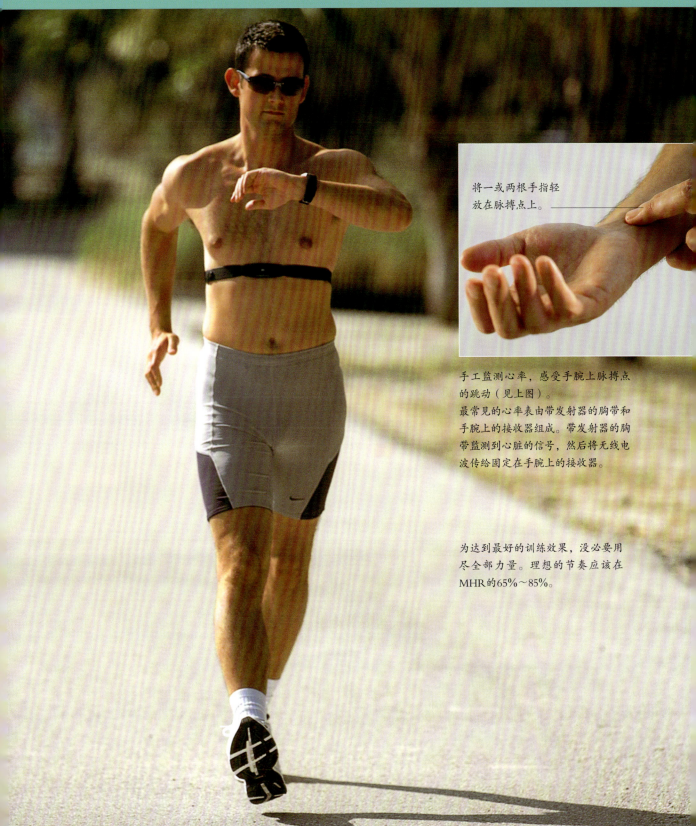

将一或两根手指轻放在脉搏点上。

手工监测心率,感受手腕上脉搏点的跳动(见上图)。
最常见的心率表由带发射器的胸带和手腕上的接收器组成。带发射器的胸带监测到心脏的信号,然后将无线电波传给固定在手腕上的接收器。

为达到最好的训练效果,没必要用尽全部力量。理想的节奏应该在MHR的65%～85%。

设定步长

为了最大化地发挥健走的健身效果，需要确定健走节奏。然后才是逐渐提高健走配速，从而提高健身水平。步长是很重要的因素，无论是否使用装备，一旦你知道了自己的平均步长，就可以很容易得出自己健走时的距离和配速。

步长与频率

步长主要由腿长决定，但是大腿背部腿筋肌肉的柔韧性及臀部的灵活性也会影响步长——如果这些肌肉是绷紧的，只有走得越多、肌肉拉伸越多，步长才会变大。

当你健走时，每一步都应感觉自然而放松（见42~43页）。初学者经常认为为了加快速度他们需要迈开更大的步长，然而事实却是适得其反。

为了走得更快，需要保持一个舒适的步长，但可以增加步频，每分钟行进更多步。如果在健走中感到自己在跳跃，很有可能是步长过大，这时需要稍微减小步长。尝试不同的步长以找到最适合自己的节奏。在这种节奏下，当双腿交替向

一个计步器会告诉你什么？

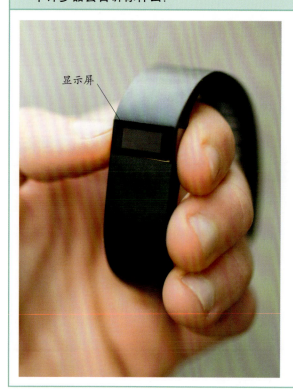

显示屏

很多计步器和运动手环都有很强大的功能，它们可以用于跟踪健走训练时取得的进步，可以用来计步，尤其是设定了每日完成步数（如10 000步/日）的人，还可以用到减肥训练中。

卡路里 带有这种功能的计步器可以根据体重估计燃烧的卡路里。对那些想要减肥的人来说，这可以起到很好的激励作用。

时间 许多计步器都有秒表功能，用于记录健走时间（同时可以重置）。有的甚至还可以显示时间。

速度 基于每分钟走的步数，有些计步器可以计算出健走的平均速度。

闹钟 闹钟功能对于间歇训练是非常有用的。闹钟的声音可以设置成像是在提醒你改变节奏。那些上班需要久坐的人，应该让自己每小时活动几分钟，规律性地设定振动闹钟可以提醒自己站起来运动运动。

前时不会感到动作的流畅性遭到破坏。

测量步长

有多种方法可以测量步长，第一种方法可能最快，但可能不是最精确的。很多装备可以根据身高和性别推算出步长，它们用到的公式如下：

- 男性：身高（cm）×0.415
- 女性：身高（cm）×0.413

比如，一名女士身高160cm，则她的步长应该是160cm×0.413=66.08cm（约66cm）。

另一种更可靠的方法是直接测量步长。需要一把卷尺和用来画线的几支粉笔，还有就是要确保有足够的空间可以让你以自然的步伐迈出10～20步。

先在测量的起点用粉笔画一条直线，立正站立，让自己的脚后跟与直线齐平。然后拿着粉笔流畅地向前走10～20步后停下来。双脚并拢，然后在你的脚后跟处再画一条线。用卷尺测量两条线的距离。用距离除以自己刚才走的步数，就可以得到步长了。例如，你走了10步，两条线的距离是650cm（21英尺4英寸），除以10后就得到你的步长65cm（约2英尺1.5英寸）。

接下来的几周，你的步长可能会发生变化，所以可能需要重复上述过程好几次，来得到自己的一个平均步长。你的健走技术和速度都会逐渐提高，根据自己的经验就可以通过步长推算出自己的速度了。

步频

为了在没有计步器（见36页）的情况下估计所走的距离，必须测量步长。记录一只脚在1分钟内的步数，然后乘以2就得到每分钟的总步数。然后再将此数乘以步长，就得到1分钟走的距离。下面的表格会帮助你得到你当前健走节奏的理想值。

健走节奏	女性	男性
	每分钟1.6公里（1英里）	
轻松	17～19及以上	16～18及以上
适度	13～16	12～15
快速	12	11

自己设定的目标也会决定健走时的节奏。就算是设定好了步长，也不要给自己的健走节奏设限。例如，间歇训练会用到上述三种节奏，并且是提升锻炼水平的有效方式。对于减肥来说，最好是每周至少4次正常节奏的健走，节奏反而显得不那么重要。对于耐力训练或者马拉松训练，心肺功能的锻炼非常重要，这种情况就需要特别关注步频了。

设计路线

随性的健走会获得巨大的快乐，但有时也会令人沮丧。判断健走的距离是困难的，有时健走过早结束，而你其实可以走得比预想的更远一些。要想让健走带来令人愉悦的心情和成就感，关键是在健走前先评估好自己当前的运动能力，然后在地图上标出与运动能力相匹配的路线。这个路线清单的内容会随着健走能力的提高不断增多。

不论在其他运动中的运动能力如何，如果你是健走运动的初学者，需要在设计路线前确定自己的运动能力。最好的方法是健走1.6公里（1英里），记录下时长及结束时的感觉。

健走能力估量

在有限距离内测试速度和健走能力，跑道或田径场应该是最理想的场所。它们一般在学校或者公园里，使用前需要征得同意。通常标准田径场的内道长402米（440码），但它们也会有变化，需要确认检查其长度。为了走1.6公里（1英里），需要绕内道四圈。当从内道向外道走时，每条赛道依次增长7米（7.5码）。田径场对于测试健走能力很有用，因为没有交通拥堵使你分心，旁边就有厕所和饮水处等设施。当你感到不舒服时可以随时停下，不用担心安全问题。如果你周围没有田径场，另一个测量1.6公里（1英里）的方法是在马路上借助汽车或自行车帮你测量，而你只需要跟在后面健走。尽量将健走路线设计成环状，在感到疲劳或者需要停下时，不会离家太远。

用最快的节奏健走，但不要累着自己。记录下这段距离所花的时间（别忘了热身和放松，见68～72页）。可能需要15分钟或30分钟甚至更多，有时甚至可能在未到达终点前就需要停下来休息。比如，是否还能继续？双腿是否酸痛？是不是勉强完成？有没有上气不接下气？这些问题的答案可以帮助你设定下次的运动量。如果可以轻松完成1.6公里（1英里）健走，就已经具备完成本书介绍的健走计划（见142～153页）的能力了。

如果勉强完成这段距离，接下来的几周可能需要按照自己的节奏和距离进行锻炼以适应这项运动。比如，只走标准跑道的一圈，又或每0.4公里或0.8公里（1/4英里或1/2英里）进行一次标记，看你能否到达这些标记，然后再次标记，开始下一轮健走。

勇往直前

现在已经估量好自己的健走能力及距离，就需要寻找两到三条路线。有些路线会比其他路线规划得更成功。这将花费一段时间来设计自己最喜爱的路线列表。路线设计一定要现实合理，如果设计一条路线耗费太多精力或者对这片区域不熟悉，那就别设计这条路线。享受周围环境是很重要的。可达性、多变性和享受程度应当是设计路线时的指导原则。

城市健走

城市健走的一个好处是这里有很多平整的路面，可以进行长时间健走。城市里也有大公园、带有活动场地的学校，甚至有河道（使你的健走路线多变而有趣）。对所在的城市进行一番考察，看看能否设计一条路线可以经过一些历史景点，查看当地的地图看看是否有湖供你环绕，或者一片树林及一些风景如画的地点。通过健走探寻周围的环境，会给你带来全新的体验。

在美国大受欢迎的"商场健走"也是一个不错的选项。在购物中心健走的好处是它们提供了一个安全、恒温的环境，以及完善的设施。主要通道和侧廊构成的网络足以尽情地变化路线（尽可能长或尽可能短）。尽量避开商场的繁忙时段，这样不会打扰顾客而且你能拥有充足的健走空间。早晨或者工作日都是健走的好时候。

城市健走不利的一面是它需要考虑安全因素。关于如何安全地进行城市健走，见116~117页。

有趣的户外运动

如果生活在乡村，那么你的路线可能是农场、树木繁茂的区域、森林、丘陵和海岸线的任意组合。乡村健走简直是无与伦比的，置身于宁静而优美的环境中，不时传来自然的声音。你还会发现，周围四处分散的鸟群和其他野生动植物同样会不由自主地让你分心，缓解锻炼的痛苦与艰难。

与城市健走平整光滑的路面相比，乡村健走略有不同。如果路线包括脏乱的小径或者是上坡路，它会带来难度更大的健走体验。你的路线也可以包括跑马径，不过由于马蹄践踏过的地面不平整，需要格外留意脚下。如果感觉健走比你预想的艰难，请记住，在相同距离的情况下，丘陵或难行的小径会使肌肉发力更多。

乡村车辆少，污染也更小。但要记住，汽车驾驶员在乡村道路上往往会开得更快，并且乡村道路相对狭窄，还没有专门的人行道。

合理的路线选择及注意事项

学会改变路线长度。即使是那些资深健走者，当他们时间不足时也会倾向于更短的路线。

路线最好包含可以适应不同心境的环境，从宁静的公园到喧闹的街道。

考虑好是想从家门口开始健走，还是乘坐公共交通到一个新环境进行健走。

如果是夜晚健走，一定要确保自己处于安全区域，路面良好，街灯明亮。即便是在白天健走，也要避开繁杂不安的区域。

有些路线在一天的特定时间段内会非常拥堵，污染还严重。尽可能避开这些时段。

核实路线中是否有厕所和卖水的商店，记下它们的确切位置。

如果路线经过公园，要弄清楚开放时间。

走姿与呼吸

工作场所中现代科技的应用使我们比以往任何时候都更习惯于久坐,我们的身体在办公桌前缩成一团,姿势扭曲,肌肉也变得僵便。最好的矫正方法就是参加健走,正确的姿势和呼吸是该项运动中非常重要的内容。

功能性姿势

背部和腹部的核心肌肉群用于支撑身体直立。如果没有持久而正确的锻炼,这些肌肉会萎缩,影响正常功能。随之而来的是,当我们尝试昂首站立、姿态挺拔时,会感到别扭或不舒服。因为我们的肌肉被要求做一些它们以前没做过的动作。挺拔站立,利用紧身胸衣的那股劲收腹(让肚脐向脊柱方向靠近),关注脊柱此时的变化。如果长期留意自己的姿势,不仅姿势会得到改善,腹部的肌肉也会加强,变得更平滑。尝试站得更挺拔,就会拥有一个好体型。

头—颈—背的良好关系是保持正确姿势的关键。身体跟随头部运动,如果头部前倾,脊椎也会跟着前倾以适应头部,这样会使脖子、肩膀和上背的肌肉拉紧。经常久坐的人(特别是那些常使用电脑的人),有头部和颈部前伸的倾向。

人们刚开始健走时经常会抱怨后背的疼痛并把它归咎于锻炼。事实上这是由于不正确的姿势

姿势检查

当身体保持直立时,注意肌肉的感觉。

错误姿势:头部前倾,下巴伸出,颈部和肩部肌肉发紧,肩膀下垂且含胸,腹部突出,使脊椎成弓形,骨盆向后弯曲。

正确姿势:确保重量平均分配,脚趾伸展让下盘稳定。想象一条从脚后跟到膝盖后侧的直线。臀部往前顶,大腿根夹紧。挺胸,肩膀自然下垂且放松,颈部自然伸长。下巴与地板平行,头顶指向天花板。脊柱直立,意味着可以保持它自然的曲线。

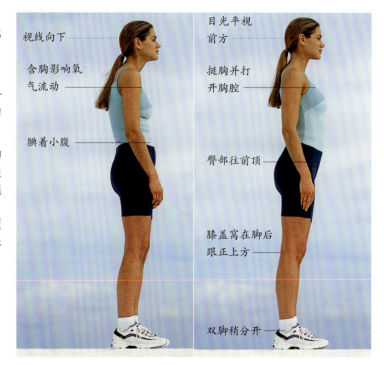

视线向下
含胸影响氧气流动
腆着小腹

目光平视前方
挺胸并打开胸腔
臀部往前顶
膝盖窝在脚后跟正上方
双脚稍分开

造成的。尽可能早地纠正走姿很重要，因为当年纪渐长，不良姿势会引起许多身体健康问题，从慢性头疼到关节炎。

呼吸

呼吸是自然且自发的，因而大多数人从未注意过它。然而很少有人会正确呼吸。一般来说，人们用胸呼吸或者浅呼吸，并没有充分利用肺部。不好的姿势同样会限制胸廓，使肺部得不到合适的舒展。

健走时用膈膜深呼吸会使你从锻炼中得到最大的益处（关于膈膜呼吸的更多信息，见76～77页）。首先需要了解呼吸，感受它带来的能量。尝试下面的呼吸练习，并且当你呼吸时，想象将氧气输送到身体各处。在脊柱伸展的过程中感受

> **小贴士**
> 　　一个好朋友教了我一个纠正姿势的简单技巧。将一个橡皮筋绑在一个你每天常能看到的物品（比如工作时的电话）上。每次看到它时，你就花30秒的时间捏捏肩部。坚持下去，这会变成习惯，加强上背的肌肉力量并且帮助你改善姿势。

空气的进出。坚持这项练习直到在户外健走时也能得到这种感觉。

呼吸的注意事项

身体平躺。下巴稍向胸靠以伸长颈部。眼睛张开且直视上方。感受肚脐向脊柱运动。将一只手放在肚脐下方的腹部上，另一只手放在胸前。吸气缓慢而有节奏，感受束腹肌的运动。不要让腹部隆起。呼气，感受胸腔的运动。展肩，感受肩胛骨缓慢靠拢。能感觉到自己的上半身是在伸展而不是向上运动。

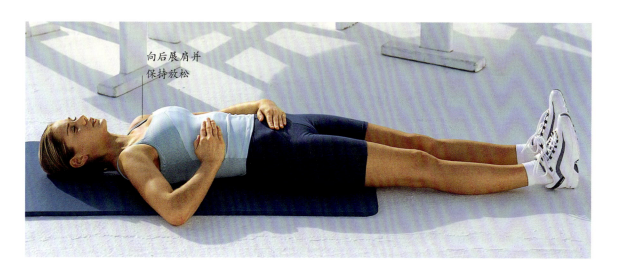

向后展肩并保持放松

腿脚动作要领

对健走的方式做一些细微调整,就能使你从一般的健走过渡到快走。快走要求盆腔和臀部区域自由活动以便双腿跨出。采用从脚后跟到脚趾滚动的前进方式,努力做到脚后跟良好着地,蹬地要有力。

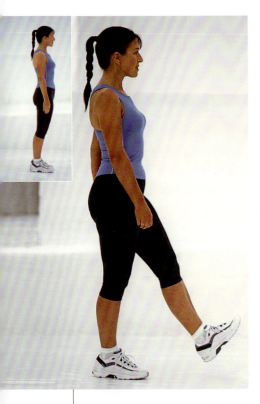

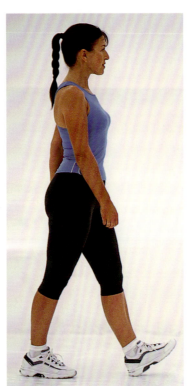

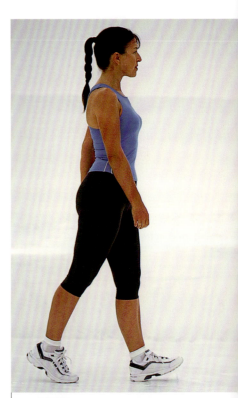

1 挺拔站立,向后展肩并保持放松,身体中部发力,骨盆向前倾。双臂自然下垂并放松。现在伸出左腿,注意不要使膝盖僵硬或紧张。曲左脚,脚尖朝上。

2 按正常步长迈出一步(见36~37页),脚后跟稳稳地踩在地上,同时脚踝有意识地向上提升;(这个动作可以使)左腿进行到步骤3中的动作前进行最大范围的运动。右脚应紧贴在地面上。

3 继续向前运动,这样可以使体重均匀地分配在左脚后跟与右脚掌之间。视线平直,下巴与地面自然平行,同时保持肩膀放松。

腿脚动作要领 « 43

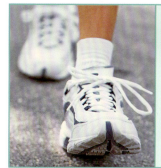

走直线

在迈出每一步时，想象正在一条直线上行走。一只脚应该放置在另一只脚正前方的位置，而不是张得很开。这样会节省健走所耗的时间和体力。

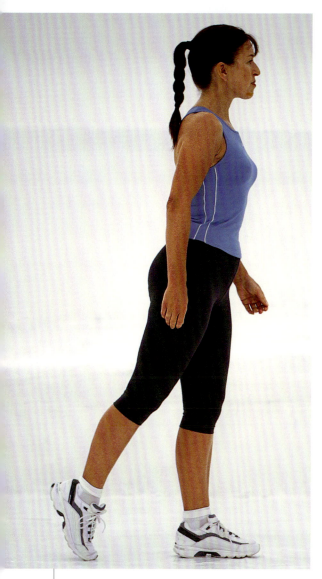

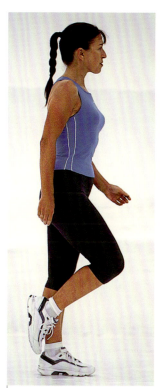

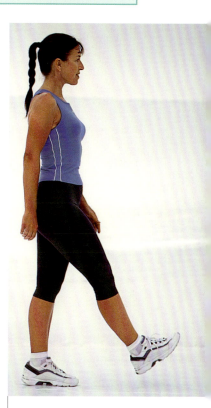

4 将重量完全转移到左腿，左腿保持笔直。在右脚落地前，左脚后跟要保持尽可能长的支撑。右脚的跖球部抬起蹬离地面——这是健走中最重要的环节。推动的力量来源于脚趾。这是一个有挑战性的动作，所以从增大力量开始吧，感受腿从脚趾开始的充分伸展。这一环节身体可能要稍微前倾。

5 右腿向前移动，并保持脚接近地面。动作要简练，避免动作幅度过大，不然会浪费时间和体能。

6 右腿迅速伸直，同时脚稍微抬起以准备脚后跟着地（如步骤1所述）。在练习时，双臂自然摆动（与腿脚运动方向相反）（见44～45页）。

摆臂动作要领

　　双臂力量训练对形成紧实而线条优美的身材很有帮助,同时强壮的双臂可以使动作更有节奏且高效。人们通常会自觉地使用双臂,你会发现它们是浑身力量的源泉,对提高速度也很重要。如果血液循环不是很好,老是被此事困扰,那么掌握一定的健走技巧可以促进血液循环,尤其是上肢,这样可以保持掌心温暖。

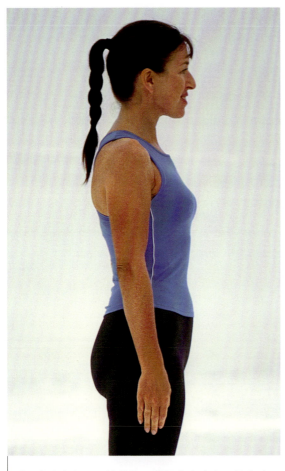

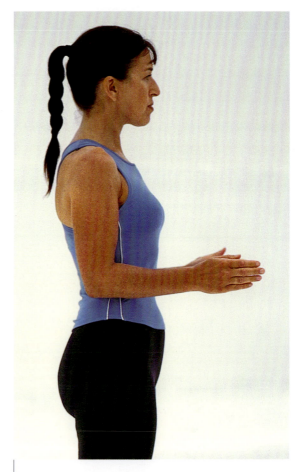

1 站姿直立,双臂放松,做好出发准备。健走时双臂会自然摆动。可以尝试不同力量强度的摆臂。还要确保健走时手臂的摆动始终是力发于肩的。

2 中正位站立,肘部完全成90度角且轻放在腰间。双手放松半握拳。从步骤1的姿势开始,逐步过渡到这个姿势进行健走。健走时保持肘部夹角不变,用肩带动手臂运动。

摆臂动作要领

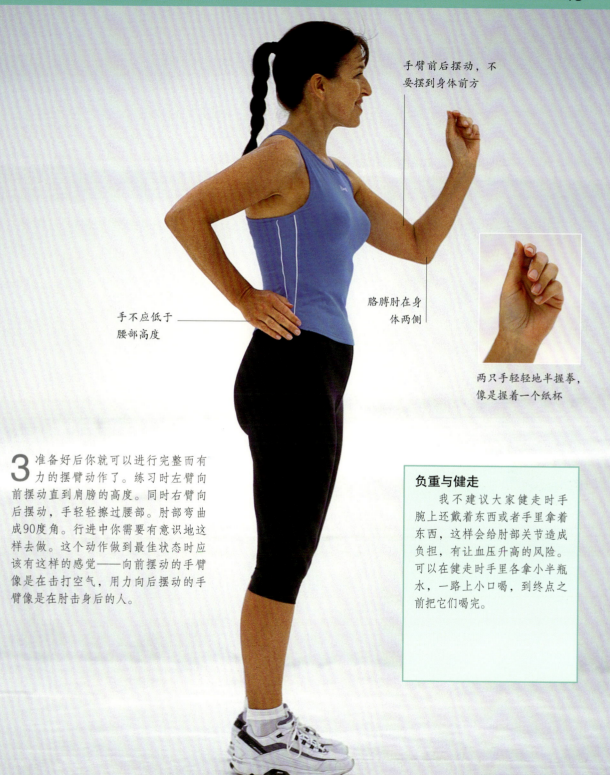

手臂前后摆动，不要摆到身体前方

胳膊肘在身体两侧

手不应低于腰部高度

两只手轻轻地半握拳，像是握着一个纸杯

3 准备好后你就可以进行完整而有力的摆臂动作了。练习时左臂向前摆动直到肩膀的高度。同时右臂向后摆动，手轻轻擦过腰部。肘部弯曲成90度角。行进中你需要有意识地这样去做。这个动作做到最佳状态时应该有这样的感觉——向前摆动的手臂像是在击打空气，用力向后摆动的手臂像是在肘击身后的人。

负重与健走

我不建议大家健走时手腕上还戴着东西或者手里拿着东西，这样会给肘部关节造成负担，有让血压升高的风险。可以在健走时手里各拿小半瓶水，一路上小口喝，到终点之前把它们喝完。

全身协调配合

健走时需要关注脚的动作并留意手臂的姿势（确保没有将胳膊抬得过高），将同时用力的腿脚及胳膊有效地配合起来。这在健走训练的初期似乎有点不自然。唯一的解决办法就是动起来，开始健走并不断练习手脚配合。

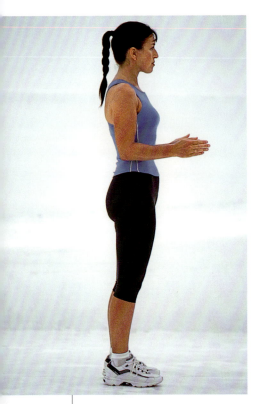

1 直立站好，怀着蠢蠢欲动的心，最好有一种躯干被臀部和腰腹托起的感觉，眼睛平视前方，肩膀放松，胸腔打开，上臂自然下垂，肘关节成90度直角，双手微握。

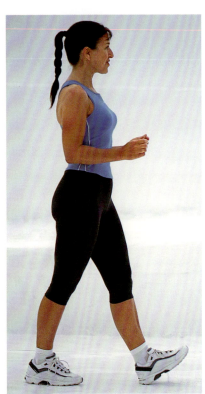

2 左脚向前跨步，左脚踝灵活弯曲以保证右脚牢牢站稳。上肢与下肢运动方向相反，出发时向前移动右臂，向后移动左臂。当左脚后跟踏地时，逐渐将身体重心从右脚转移到左脚。

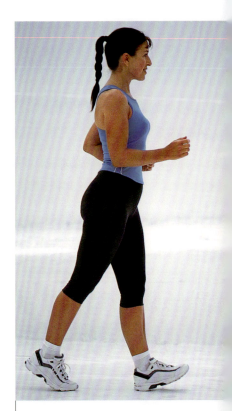

3 在过渡阶段，身体重心均匀地分布于右脚掌与左脚后跟之间。继续摆动胳膊，直到最舒适的位置。整个过程眼睛一直平视前方。

全身协调配合 《 47

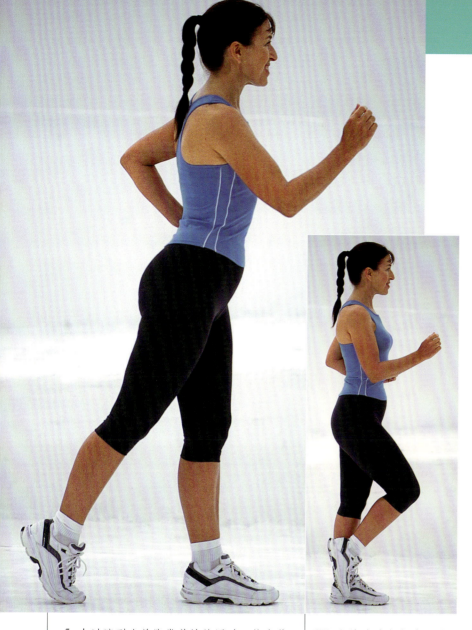

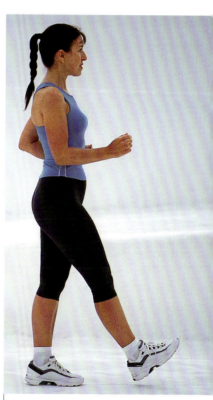

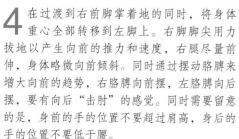

4 在过渡到右前脚掌着地的同时，将身体重心全部转移到左脚上。右脚脚尖用力拔地以产生向前的推力和速度，右腿尽量前伸，身体略微向前倾斜。同时通过摆动胳膊来增大向前的趋势，右胳膊向前摆，左胳膊向后摆，要有向后"击肘"的感觉。同时需要留意的是，身前的手的位置不要超过肩高，身后的手的位置不要低于腰。

5 向前移动右脚时，需要抬起右脚并让它接近地面。右臂向后摆，左臂向前摆，同时交换支撑腿。

6 右脚尽量前伸，抬脚尖，脚后跟向前移动。切记要保持步伐始终向前，就像沿一条假想的直线前进。摆动胳膊，然后进入下一个循环过程。

常见误区

健走者常犯的毛病主要是姿势不正确引起的。如果认为自己的健走姿势存在问题，请重读40~41页的内容。如果感觉自己可能存在下文所述的一些问题，可以在家里镜子前检查自己的姿势或者在户外健走时让朋友观察并给出一些改进姿势的指导建议。

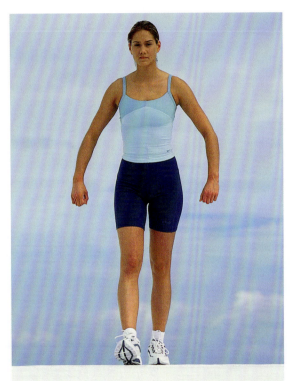

外八字

　　这是一个常见的错误姿势。胳膊随意晃动，脚张得过开。男性更容易出现这样的错误姿势。如果胸部的侧肌过于发达，收拢双臂时会很难看。步长较大的健走者容易有脚向侧前方运动的趋势，这样容易造成外八字。应该学会经常检查脚走路的方式。

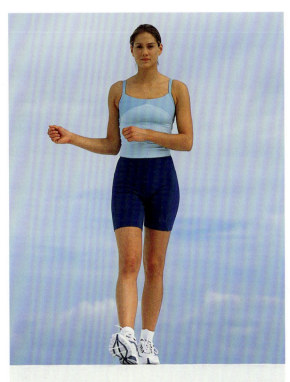

胳膊左右晃动

　　双臂弯曲了正确的角度，但是健走时应向后摆的胳膊却向外摆动，同时前侧的胳膊向里摆到了胸前。正确的做法是，健走时双臂应弯曲成90度，并一直保持与肩同宽。胳膊不应摆过自己身体的中心线。肘部始终紧贴腰间。

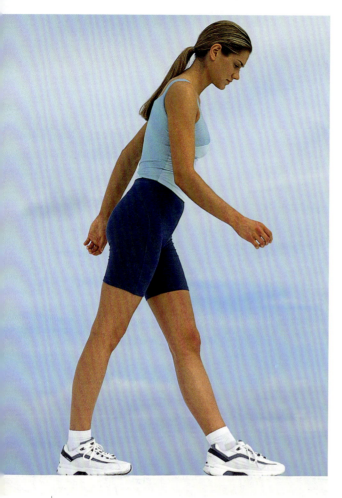

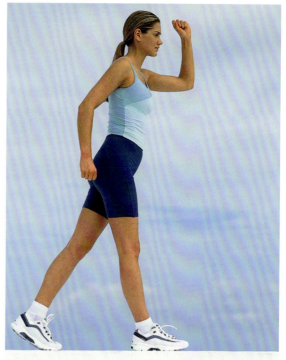

胳膊上翘

前臂摆得过高也会使动作变形，同时会带动双脚做出错误姿势。注意双臂动作不要过大，有意识地控制胳膊向上的摆动。

身体前倾

这个错误可能是由不正确的姿势引起的，一般来说大多数人身体前倾是因为他们感觉这样可以走得更快。弯腰驼背使得你必须看向地面，对养成正确的姿势有负面影响，并且有可能造成伤害。正确的做法是，眼睛始终平视前方，这样姿势会自然地纠正过来。常与身体前倾相伴的一个错误是步长过大。我们倾向于认为步长越大走得越快，事实恰好相反（见36~37页），步长越小，走得越快。为了纠正这种姿势，双臂的摆动幅度可以适当减小，这样步长自然会变小。

健走技术快速入门

- 保持正确的姿势，灵活运用腰腹部
- 前脚从脚跟向脚掌"滚动"的过程中，踝关节向上发力
- 保持正常步长，不要太大
- 前脚的脚后跟在后脚正前方
- 脚前掌适度发力——这是你的发力点
- 肩膀带动双臂摆动，肘部始终保持90度
- 动作紧凑，有节奏感

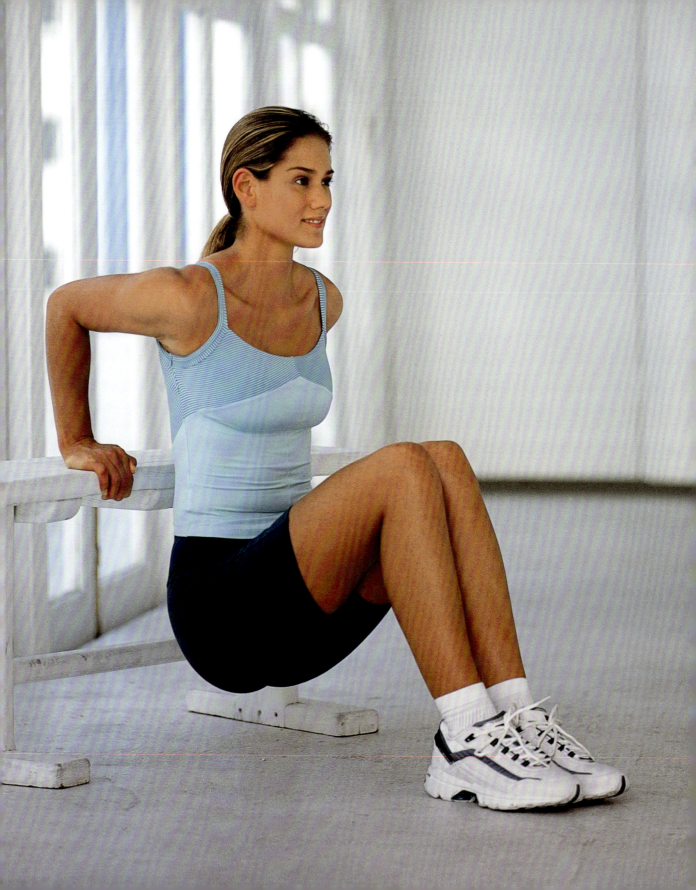

4 拉伸与力量训练

　　如果将健走同拉伸与力量训练有效结合起来，可以很好地增强你的健走能力和身体灵敏程度。当你知道自己的身体如何工作时，你会逐渐意识到保持核心稳定性的重要性。接下来的练习将引导你逐渐拥有一个精力充沛、平衡、强壮及灵敏的身体。准备好了吗？尽量让自己的训练计划多样化，如普拉提、瑜伽、瑜伽球、壶铃及力量训练等。

筋长一寸，延寿十年。

——中国谚语

拉伸与力量训练的原因

作为一个整体，人体肌肉系统使我们可以轻松有效地做出有意识的动作。比如，当你健走时，调动了从小腿腓肠肌到脖子胸锁乳突肌之间的所有肌肉。尽管许多对健走有所了解的人在锻炼前和结束后都进行拉伸，但很少有人正确认识肌肉群之间的相互联系，也很少看到一个人在健走前活动脖子进行拉伸。

负责运动的肌肉一般称为骨骼肌或者横纹肌，它们的运动方式有两种：收缩变短或者放松伸展。大部分骨骼肌成对活动。肌肉附着在骨骼上，当一块肌肉收缩时，另一块肌肉就伸展，从而使骨骼靠近或分离而形成动作。肌肉群要么运动（做出某个动作），要么在其他肢体运动时保持平衡和支撑身体。这就是运动时拉伸肌肉群非常重要的原因，如小腿和胫部，腿筋和四头肌。

柔韧性与拉伸

身体柔韧性好意味着肌肉和关节灵活度很好。身体柔韧的程度受很多因素影响，包括运动级别如何、是否从事的工作需要久坐等。

随着年龄的增长，肌肉和关节的灵活程度会下降。拉伸练习可以有效地提高柔韧度，缓解肌肉紧张。运动前后（特别是运动后），拉伸（见68~71页）至关重要。它可以很好地伸展那些运动过程中收缩的肌肉。无论你是否运动，经常做一下拉伸，即使每天10分钟，也是一个很好的习惯。

为了使健走锻炼最有效，需要关注运动中使用最多的那些肌肉，提高它们的柔韧性。这些肌肉包括大腿筋、小腿肌肉、跟腱及健走中双臂运动时动用的肩膀和上背部的肌肉。

核心力量

背部和腹部的核心肌肉群（见53页）帮助我们直立并实现各种常规功能。特别是躯干（胸腔到骨盆之间的区域）的腹部肌肉群起到保持身体稳定的作用。当这些肌肉收缩时，它们的作用类似于束腹，使背部与身体前端保持在一条线上。如果这些肌肉得不到有效运动，尤其对于那些久坐且不爱运动的人，它们会变弱退化，造成不良姿势甚至引起肩膀和背部的毛病。通过保持良好的柔韧性和力量训练，不但可以维持健康，还可以使我们积极生活，延年益寿。

> **拉伸频率**
>
> 在健走之前应该做好拉伸（见72页的热身和放松部分）。如果可能的话，在不健走的日子里也应该坚持拉伸（见140~187页健走计划）。关于力量练习，可以完成54~59页所描述的运动，理想的频率是一周锻炼两到三次。也可以进行73页的拉伸与强化练习。

健走与运动肌群

下图中的肌肉是贯穿所有负重关节的运动肌群。所有这些肌肉使你能够直立和进行健走。

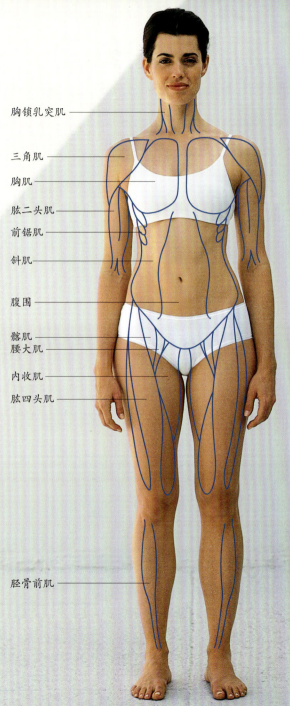
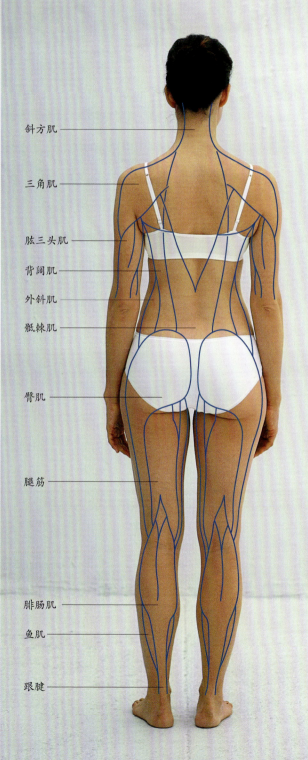

- 胸锁乳突肌
- 三角肌
- 胸肌
- 肱二头肌
- 前锯肌
- 斜肌
- 腹围
- 髂肌
- 腰大肌
- 内收肌
- 肱四头肌
- 胫骨前肌

- 斜方肌
- 三角肌
- 肱三头肌
- 背阔肌
- 外斜肌
- 骶棘肌
- 臀肌
- 腿筋
- 腓肠肌
- 鱼肌
- 跟腱

双腿拉伸训练

双腿拉伸练习来自普拉提课程,特别适用于初学者。它对加强腹部肌肉力量、增强协调性效果明显。如果下腰不太活动,在步骤2中可以将双腿伸直朝向天花板而不是成45度。

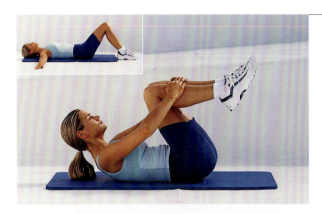

1. 平躺在垫子上,脊柱自然放松,膝盖弯曲,双臂向两侧展开且掌心朝下。将双膝抬起朝胸部运动,两手抓住对应的腿,脚尖绷直。现在,通过腹肌将头部和肩膀抬离地面。不要借助胳膊发力来抬升身体。双臂呈放松状态,肘部朝外。脖子伸直伸长,通过将下巴努力朝向胸部来支撑住脖子,但要注意它俩之间留出一些空间。

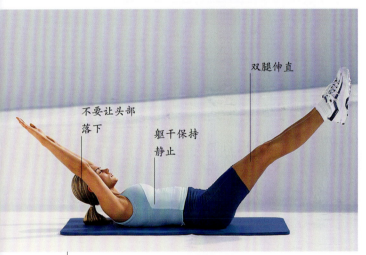

2. 吸气,双臂回伸到耳朵后面并且双腿向前伸直,与地面成45度角。通过收缩臀部和大腿内侧来支撑背部。拉伸时,想象身体正被两个方向拉拽,只有臀部使你在垫子上保持这个姿势。

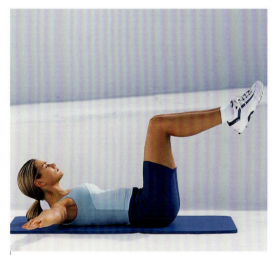

3. 呼气,膝盖向胸部运动。双臂画圆,运动到两侧。尽力将肺部的空气排除,并使腹部下沉使它更接近地面。重复以上动作5～10次。结束时重新回到步骤1,深呼吸。

单腿拉伸练习

　　这个练习也来自普拉提课程,可以单独做这个练习,也可以在双腿拉伸后进行。这是一个更高阶的练习,它可以增强核心肌肉群力量,并拉长和强健腿后部的肌肉。刚开始练习时动作可以放缓,但随着练习的增加,动作应该迅速、流畅,有节奏感。

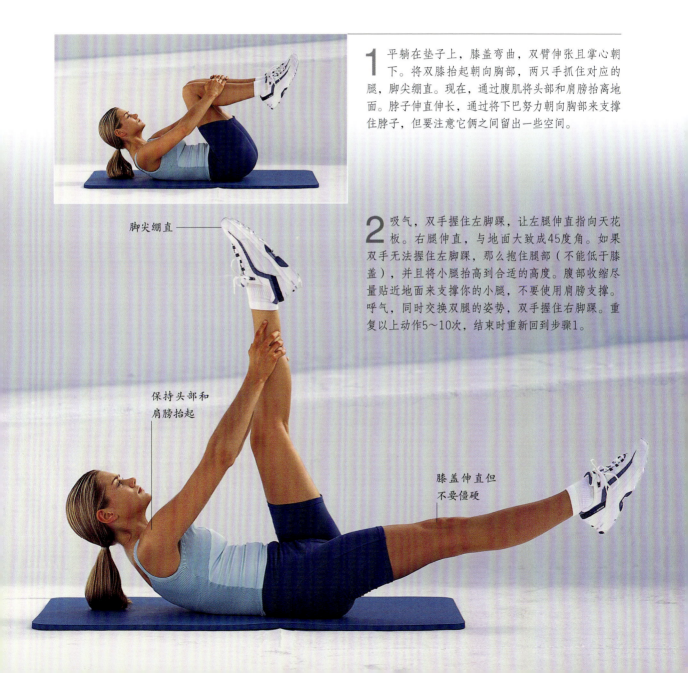

1. 平躺在垫子上,膝盖弯曲,双臂伸张且掌心朝下。将双膝抬起朝向胸部,两只手抓住对应的腿,脚尖绷直。现在,通过腹肌将头部和肩膀抬离地面。脖子伸直伸长,通过将下巴努力朝向胸部来支撑住脖子,但要注意它俩之间留出一些空间。

2. 吸气,双手握住左脚踝,让左腿伸直指向天花板。右腿伸直,与地面大致成45度角。如果双手无法握住左脚踝,那么抱住腿部(不能低于膝盖),并且将小腿抬高到合适的高度。腹部收缩尽量贴近地面来支撑你的小腿,不要使用肩膀支撑。呼气,同时交换双腿的姿势,双手握住右脚踝。重复以上动作5~10次,结束时重新回到步骤1。

脚尖绷直

保持头部和肩膀抬起

膝盖伸直但不要僵硬

瑜伽球练习

利用瑜伽球可以很好地提高核心力量及稳定性。如果你之前没有接触过瑜伽球，进行下面的练习时要尽量慢，在进行下一步前确保已熟练掌握当前的动作。最好在柔软的地面上练习，做好摔跤的准备。如果背部有健康问题，在尝试这项练习前最好寻求专家建议。

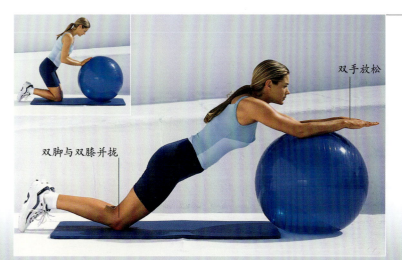

1 膝盖朝向瑜伽球，手平放在球上，肘部弯曲。将球向前滚动一小段距离直到你的前臂处于瑜伽球顶部（你需要逐渐适应这个过程）。腹部收缩，使膝盖与球之间的躯体保持平衡。肩膀与臀部应成一条直线。保持5秒，然后将球回滚到初始位置。做两组，每组5~10次，两组间休息1分钟。

2 熟练掌握步骤1的动作后，可以进行这个进阶动作。前臂仍放在瑜伽球顶部，背部平直，腿部抬起使脚趾支撑身体，并保持身体平直。保持5秒，回到步骤1且稍作休息，做两组，每组5~10次，两组间休息1分钟。

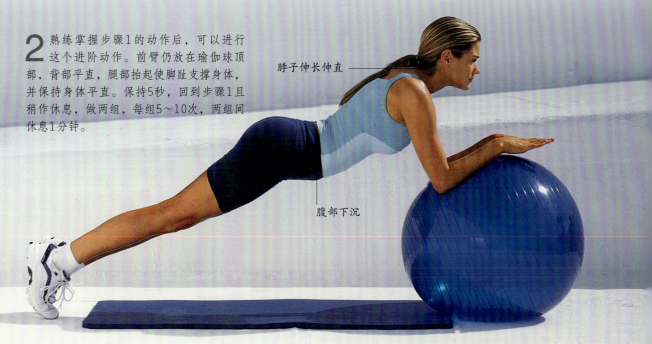

平衡桥

这项练习同样能增强核心力量及稳定性。它可以锻炼核心肌肉群、臀部和腿部肌肉。只要努力尝试,即使起初无法完成步骤2的动作,也能达到很好的锻炼效果。为了得到进一步的效果,如步骤2所述抬起双腿。如果背部有健康问题,在尝试这项练习前最好寻求专家建议。

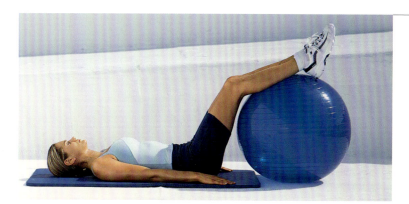

1 平躺在垫子上,双臂放松,置于身体两侧,掌心朝下。放宽你的肩胛骨(见41页的呼吸练习)。双腿放置在瑜伽球上,确保这个姿势让脚跟和小腿感到舒适。

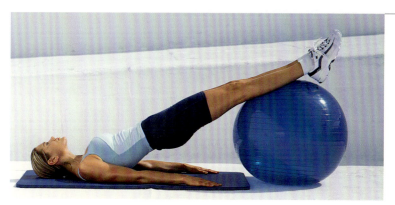

2 使用核心肌肉群,抬起臀部和盆腔使身体从肩膀到脚趾成一条直线。收缩臀部肌肉,感受腹部向脊柱挤压。保持呼吸,维持这个姿势15~30秒,然后回到初始位置。做两组,每组5~10次,两组间休息1分钟。当你可以轻松进行这项练习时,在此基础上,将一条腿抬离瑜伽球,保持5秒,然后抬起另一条腿。注意骨盆向上挺直,不能下沉。

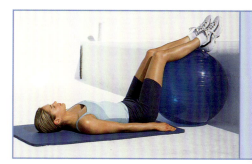

改进版瑜伽球姿势

如果认为自己需要更稳当地进行这项练习,可将球放在靠墙的位置,以使你进行练习时球仍保持稳定。

卷腹练习

保持瑜伽球平衡的秘诀在于心态平静，注意力集中于平衡点上，并做出微小的调整。这项练习可以扩张胸部，伸展脊柱，并锻炼腹部。如果颈部或背部有健康问题，在尝试这项练习前寻求专家的建议。

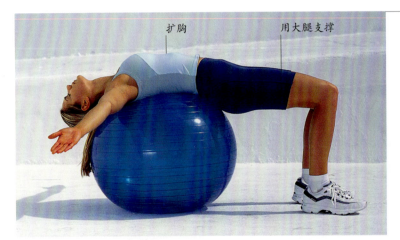

扩胸　　用大腿支撑

1 坐在球上，脚向前探步直到你的膝盖成90度躺在球上。脚平放，双腿微张。头向后仰贴在球上。双臂尽量打开，依靠核心肌肉群来支撑骨盆。

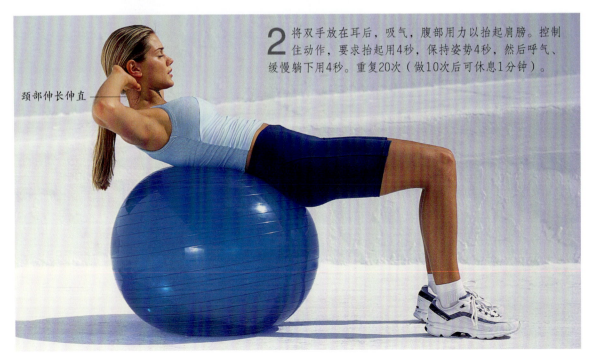

颈部伸长伸直

2 将双手放在耳后，吸气，腹部用力以抬起肩膀。控制住动作，要求抬起用4秒，保持姿势4秒，然后呼气、缓慢躺下用4秒。重复20次（做10次后可休息1分钟）。

"超人"练习

　　这项练习很有挑战性,因为它要求身体有强大的控制能力、力量及良好的平衡感。慢慢进行这项练习并认真做好每一个动作。请记住,即使练习这个动作时身体已经摇晃了,核心肌肉群依然在得到锻炼。如果背部有健康问题,在尝试这项练习前最好寻求专家建议。

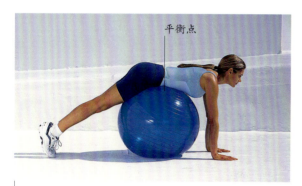

1 脸部朝下趴在瑜伽球上,脊柱不要扭曲。双手平放在地面上,双臂与肩同宽,双脚应与臀部同宽。刚开始做这个动作时,宽度让自己感到舒适即可。找到你在球上的平衡点——平衡点使你保持平稳,有安全感。

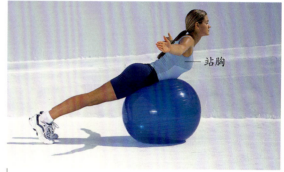

2 保持身体平衡,用核心肌肉的力量抬起肩膀和上半身。双臂向外展开有助于保持平衡。感受胸部正在打开舒张。呼吸保持平稳,通过呼吸来帮助你保持身体的平衡。

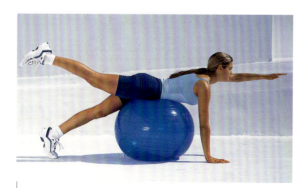

3 向前伸直左臂,使它与身体保持一条直线。向后伸直右腿,利用核心肌肉使它保持稳定。目光平视前方,保持5秒,然后交换胳膊和腿。每边动作各重复5~10次。

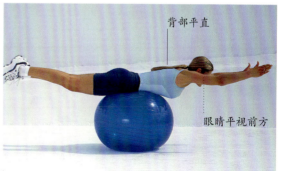

4 这个姿势是利用平衡点的最终版本,需要不断练习以掌握这个姿势。将两只胳膊和双腿完全抬起,竖起大拇指,激发肩胛骨保持身体平衡。尽量久地保持这个姿势,然后休息。

上半身拉伸

上半身（包括肩膀、胸部和颈部），尤其是颈部，往往承受了过大的压力而导致身体僵硬。通过拉伸可以恢复上半身的灵活性，而且可以起到缓解压力的作用。这些上半身拉伸动作简单有效。做这些动作身体应该会感到很放松，如果感到疼痛，表明用力过猛。在开始每一项拉伸前注意动作要标准。

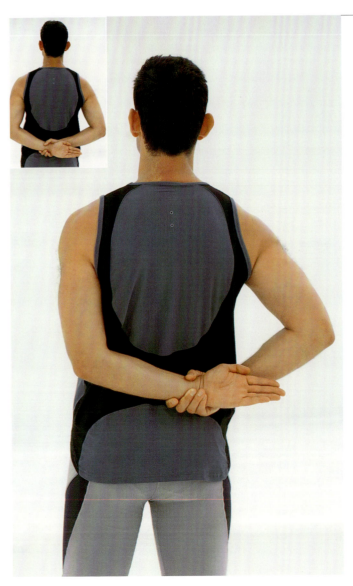

颈部拉伸：姿势1

身体直立，双脚微张，膝盖放松。双臂放在身后，右手握住左手腕。肩膀放松，右臂拉动左臂。感觉到左肩膀的拉伸。保持10秒，然后以同样方式拉伸右肩膀。

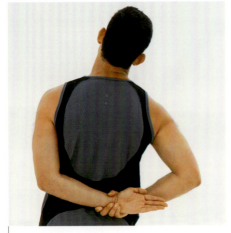

颈部拉伸：姿势2

右臂拉伸左臂时，头向右倾斜。感觉躯干的整个左半侧都在被拉伸。保持10秒，然后以同样的方式拉伸右侧。

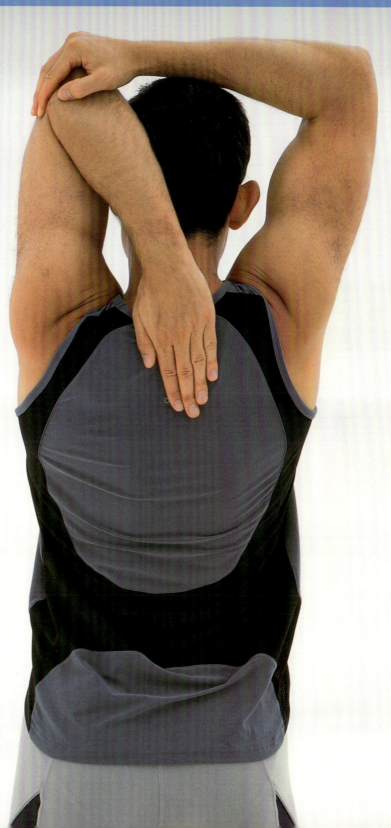

肱三头肌拉伸

身体直立,膝盖放松,双腿与臀部同宽。抬起左臂至头部以上,然后弯曲左臂使手指向脊柱方向延展。将右手放在左肘上,左肘慢慢向后移动以使胳膊后侧得到拉伸。保持10秒,然后右臂重复同样的动作。

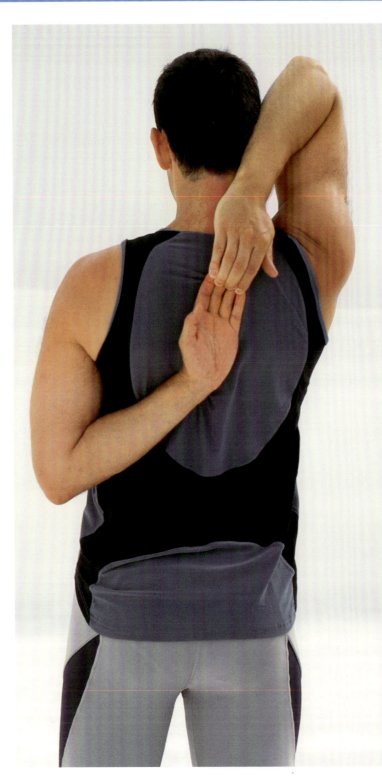

肩膀拉伸

身体直立,膝盖放松,将双臂举起。感受从骨盆到指尖整个身体的拉伸感。右臂保持举起并弯曲以使右手指向脊柱方向,掌心向内。放下左臂,弯曲左肘并且使双手的指尖接触。确保背部处于中正位,没有扭曲。保持这个姿势20秒,感受肩膀的拉伸感,然后交换双臂进行反方向拉伸。

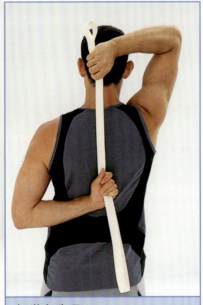

初学者选项

如果无法使双手指尖碰在一起,用腰带或毛巾弥补这段距离。多加练习以使双手能触碰在一起。

上背部拉伸

这个拉伸训练可以缓解上背部、肩膀及颈部的压力。跪在地板上，双膝与臀部同宽。身体前倾，双手放在膝盖前方，掌心向下。手向前移动直到你的双臂充分伸展。感受从骨盆到肩膀的拉伸感。保持15秒然后回到跪姿。

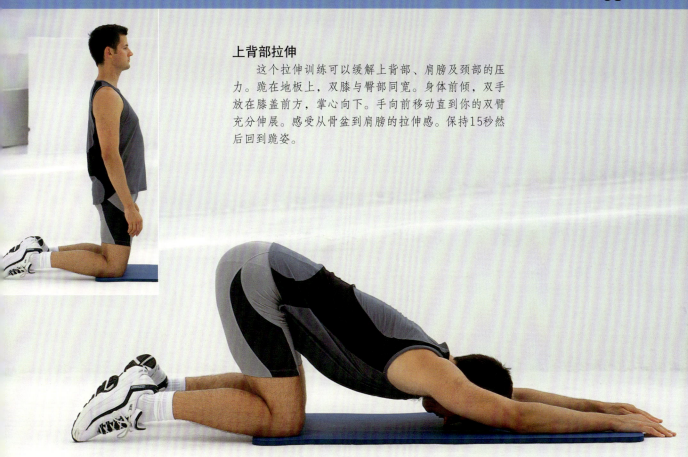

初学者选项

如果肩膀和上背部柔韧性很差很僵硬，可能无法享受拉伸的快感。如果是这种情况，折叠双臂，头倚在胳膊上。肩部打开，感受上背部轻微的拉伸感。

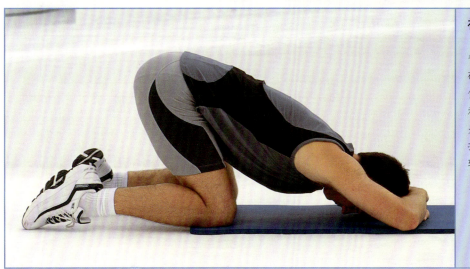

下半身拉伸

健走时，腿部、骨盆及后腰处的肌肉是发挥主要作用的肌肉，所以应该认真留意它们。增强身体中易受伤部位的力量非常重要（如膝盖和脚踝），以减小受伤的风险。全身心投入拉伸练习，会从中获得更大的益处。少量多次的拉伸训练是最好的拉伸策略。

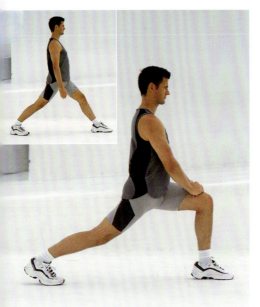

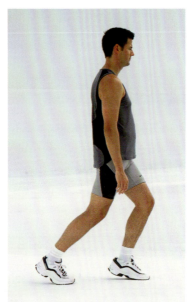

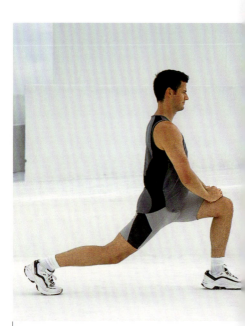

臀屈肌拉伸练习1

　　身体站直，双脚与臀部同宽，右腿向后迈出一步。双手放在右膝上支撑身体。左腿慢慢向前，膝盖保持90度。胯部放松，收紧臀部，感受胯部前侧的拉伸感。保持10秒，然后换另一侧。

臀屈肌拉伸练习2

　　左脚正常向前迈一步。膝盖保持弯曲，前脚掌支撑站立，就像你穿着高跟鞋一样。胯部放松，收紧臀部，感受胯部前侧的拉伸感。保持10秒，然后换另一侧。

跟腱拉伸练习

　　身体站直，双脚与臀部同宽，右腿向后迈出一步。左腿向前一大步，如臀屈肌拉伸练习1中的姿势。然后右脚后跟抬起，前脚掌着地，以拉伸跟腱。保持10秒，然后换另一侧。紧接着臀屈肌拉伸练习1做这个动作，会有更好的效果。

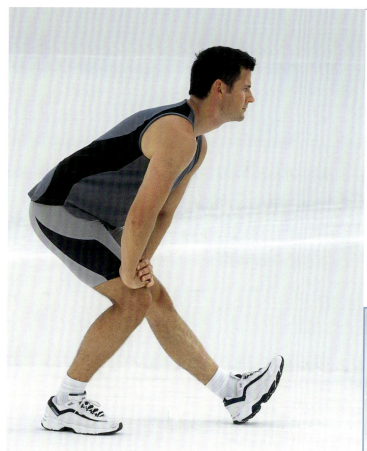

大腿肌及小腿拉伸

身体站直，双脚合拢。左腿向前正常迈出一步。用右脚支撑身体，脚尖向前，左脚弯曲。右膝盖弯曲，双手放在右腿内侧以支撑你的重量。身体向前倾，保持右脚受力，然后回坐到起始动作。感受大腿肌肉及小腿的拉伸感。如果想增大强度，可以回坐狠一点。保持10秒，然后换另一侧。

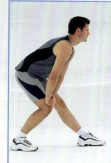

初学者选项

同样从上述的拉伸初始动作开始，但左脚掌紧贴地面。这样对大腿肌肉的拉伸感会弱一些，同时也能拉伸小腿。

脚踝拉伸

这项练习源于瑜伽，它可以加强脚踝、膝盖和胯部的力量及灵活性。因此，对健走者来说这是一项理想的练习。身体端坐，脚掌相对。抓住脚踝，使脚后跟尽量向你的身体靠近。膝盖尽量贴近地面——不断练习，会越来越容易做到。这个动作保持10秒钟。如果觉得这个姿势很舒服，那你可以保持更长的时间。

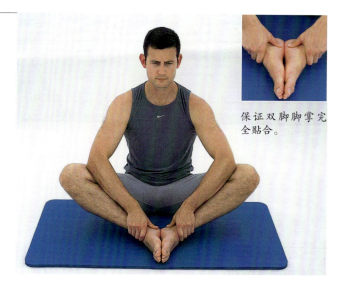

保证双脚脚掌完全贴合。

全身拉伸

侧滚训练可以扭动脊柱且拉伸侧腹肌。高阶的侧滚练习需要在双膝中放置一个网球。这项练习可以使胯部端正,侧腹肌得到更好的拉伸。背部拉伸训练可以充分拉伸脊柱,打开胸腔。

侧滚练习

膝盖成90度平躺在垫子上,双脚收拢。双臂往两侧伸开,掌心朝下。深吸气,呼气的同时,头慢慢转向右侧。双腿控制住,缓慢转向左侧。保持15秒,回到起始姿势,另一侧重复相同动作。

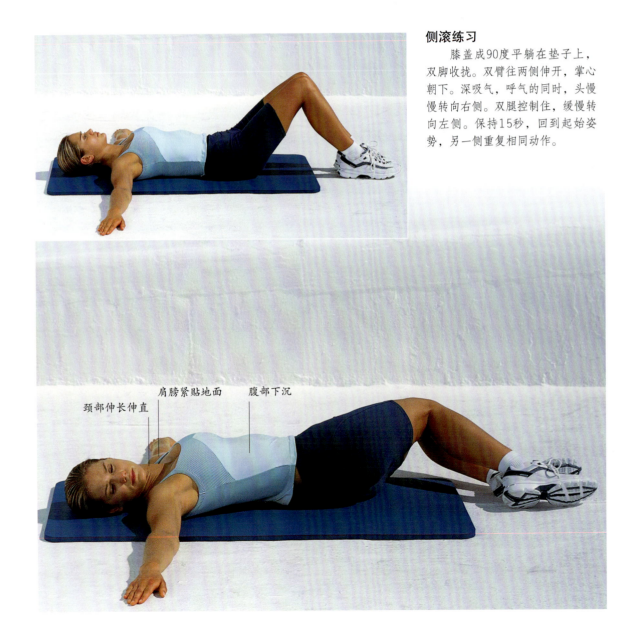

背部拉伸

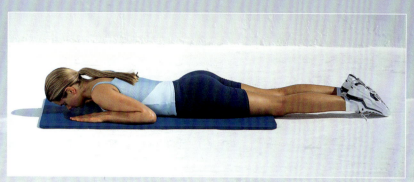

面朝下趴在垫子上,双臂弯曲紧贴在身体两侧,双手平放在肩膀下。胳膊向上推,让肘关节成90度左右。保持10秒,感受背部的拉伸感。如果你的背部有健康问题,不要做这项练习。

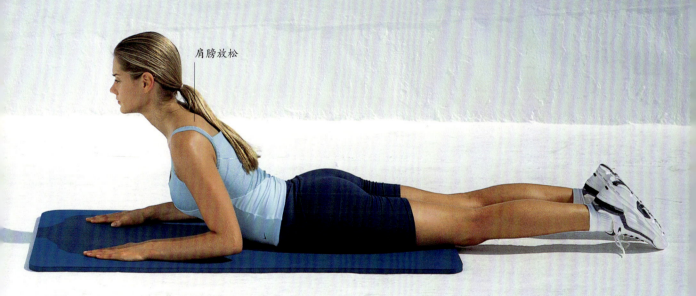

肩膀放松

进阶拉伸训练

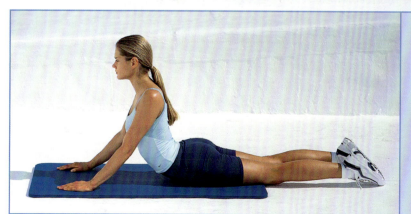

从趴着的姿势开始。像上一项练习一样,胳膊向上推起,肩膀和胸部抬起。双臂伸直,肘部不要僵硬。肩膀放松,肩胛骨往下用力。保持10秒,然后回到起始姿势。

健走前后

运动前后的热身与放松非常重要,它们可以在运动中和结束后避免疼痛或造成肌肉损伤。做一些简单的活动就可以增强柔韧性,促进运动肌肉的血液循环。热身后肌肉变得松软,拉伸可以促进肌肉伸长并且更加柔韧。这些活动是锻炼计划中非常重要的部分,不要认为它们无足轻重。

热身

热身的目的是让身体为接下来的运动做好充分准备。当我们热身时,体温会升高,肌肉的血液循环更加充分(这可以增加它们的柔韧度)。僵硬的肌肉不能充分发挥作用,并且更容易受伤。

如果你非常健康,可以按舒适速度行走5分钟的方式来热身。如果你要进行一次挑战性的远足或自己的健康状况不是非常好,那么热身至少10分钟。热身时,视线要集中在路前方,肩膀和上半身处于放松状态,活动几次肩膀。双臂晃动几圈,像摆钟一样摆动几次。运动后下肢慢慢热起来,活动开了。集中精力感受自己身体的变化。走5~10分钟后找一个合适的地点,开始做热身动作(见72页)。每个动作保持10~15秒。深呼吸,进行每个动作时保持放松。除了肌肉的拉伸感,这些动作不会造成疼痛或紧张。热身完毕后,继续健走,在头5~10分钟逐渐加快频率。如果健走时感到全身紧绷,慢慢停下来再次拉伸。

放松练习

锻炼的时间越长、强度越大,放松的时间也应该越长。健走后突然停下来非常不好,这会让你感到眩晕。

在健走结束前5~10分钟开始放松运动。放慢速度,转动肩膀和手臂。停下来后按照72页的放松动作开始放松练习。在放松练习时你的拉伸可以更充分,姿势保持15~30秒。深呼吸,呼气时将能量带给正在拉伸的肌肉,通过呼吸缓解你的疲劳。不要弹跳,这可能会造成伤痛。注意不要过度拉伸,这会损害关节。拉伸应感到舒适,而不是疼痛。如果你知道自己身体哪些地方比较弱,有意识地锻炼这些地方。以71页的"挺尸"姿势(摊尸式)结束放松活动(并不是所有时候都有条件这样,但如果有条件就尽量做)。

大脑与身体

热身不仅使身体为接下来的锻炼做好准备,也使大脑专注在锻炼这件事情上。比如,经过了一天辛苦的工作,唯一想做的事估计就是发泄一番。几分钟的慢走和拉伸能以一种神奇的方式转移你的注意力。相反地,放松练习给你时间以调整,准备好回归到日常生活。

树式瑜伽

是否学习这个瑜伽动作取决于个人偏好。这个姿势可以很好地锻炼平衡感,与其他瑜伽动作一样,它可以缓解压力,放松身心。

尽管这个动作并不常用,但它对放松身体、集中注意力效果奇佳。刚开始学这个动作时,可以将一只手放在墙上以帮助你保持平衡。

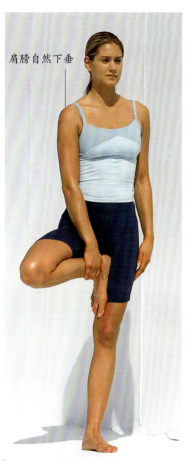

肩膀自然下垂

1 做树式瑜伽需光脚。挺胸抬头站立,双脚微张,脚趾用力抓牢地面,体重均衡分配给双脚。用手抱住右脚踝,将身体重量完全转移给左脚。右脚后跟尽可能高地贴近左腿内侧,脚趾朝下。

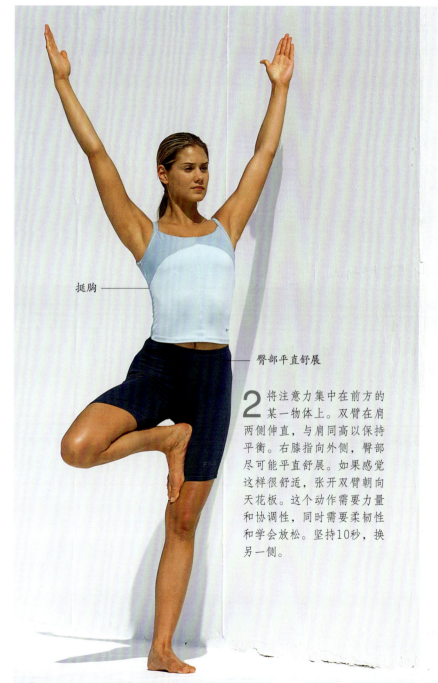

挺胸

臀部平直舒展

2 将注意力集中在前方的某一物体上。双臂在肩两侧伸直,与肩同高以保持平衡。右膝指向外侧,臀部尽可能平直舒展。如果感觉这样很舒适,张开双臂朝向天花板。这个动作需要力量和协调性,同时需要柔韧性和学会放松。坚持10秒,换另一侧。

背部拉伸

柔软且灵活的背部对健康非常重要,同时它也是完成各种动作的基础。缺乏锻炼或者过重的压力都会使我们的背部变得僵硬。每天花几分钟进行这项锻炼不仅对健走有益,而且对日常健康有益。

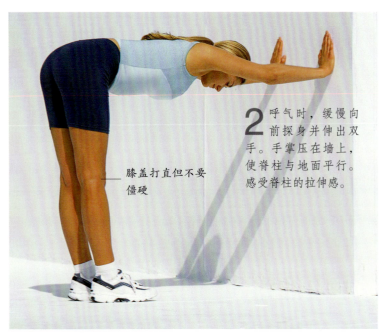

2 呼气时,缓慢向前探身并伸出双手。手掌压在墙上,使脊柱与地面平行。感受脊柱的拉伸感。

—— 膝盖打直但不要僵硬

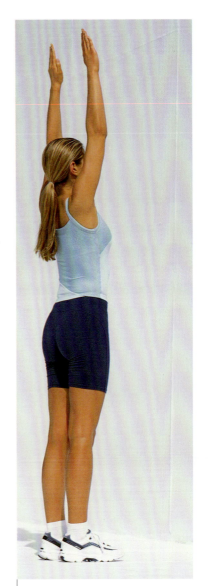

1 站直,双脚并拢,与墙留出一步的距离。吸气,双臂举过头顶尽量向上伸,以拉伸脊柱。

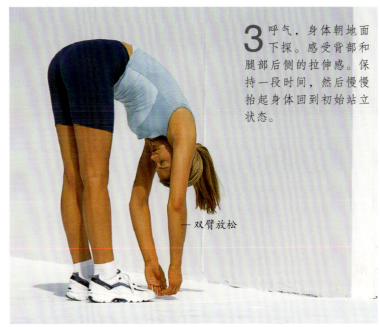

3 呼气,身体朝地面下探。感受背部和腿部后侧的拉伸感。保持一段时间,然后慢慢抬起身体回到初始站立状态。

—— 双臂放松

小腿拉伸训练

　　面对一堵墙或门站立。左脚前掌倚在墙面上，脚踝弯曲。臀部位于脚踝正上方，面对墙且平直舒展。深吸气，呼气时拉伸你的小腿。保持一段时间，然后换另一只腿。每条腿应各拉伸5分钟。

摊尸式

　　这项瑜伽动作可以缓解脊柱压力，静下心来集中注意力。平躺在垫子上，双腿稍稍分开，双臂放身体两侧，掌心朝上，双眼阖上。全身放松。想象呼吸流经体内僵硬的区域。保持这个姿势10分钟，然后伸展你的双臂，躺到一侧，慢慢回到坐的姿势。

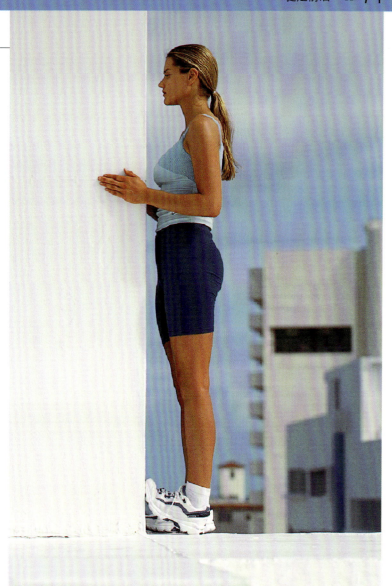

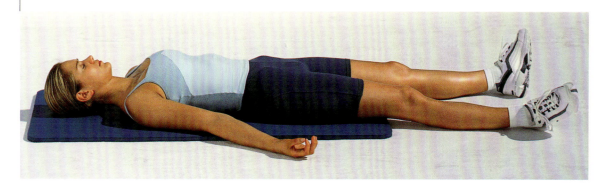

热身与放松

这些练习对活动肌肉和使它们放松下来很重要。充分热身过的肌肉使锻炼更有效。放松练习可以拉伸身体,缓解锻炼后的疼痛感。

热身训练

以较轻松的频率行走5分钟,然后按下图顺序依次进行拉伸训练。每个姿势保持10~15秒。长距离健走者和以健美为目的的人在开始拉伸训练前需要行走10分钟。

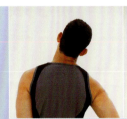
颈部拉伸(见60页)

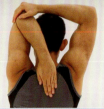
肱三头肌拉伸(见61页)

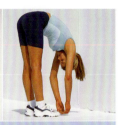
背部拉伸(见70页)

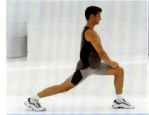
髋屈肌拉伸(见64页)

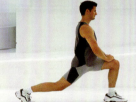
跟腱拉伸(见64页)

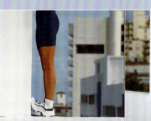
小腿拉伸(见71页)

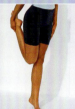
脚踝拉伸(见127页)

放松训练

放松是从健走结束前5~10分钟开始的,这段时间需要降低速度。然后按下图顺序做拉伸训练以充分放松。为了得到更好的拉伸效果,每个姿势需保持15~30秒。

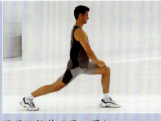
髋屈肌拉伸(见64页)

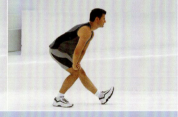
大腿肌及小腿拉伸(见64页)

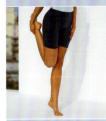
脚踝拉伸(见127页)

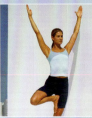
树式瑜伽练习(见69页)

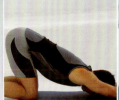
上背部拉伸(见63页)

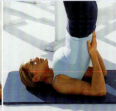
肩倒立(见77页,可选)

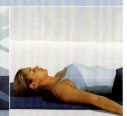
摊尸式拉伸(见71页)

拉伸与力量训练计划

　　时常拉伸可以使身体保持灵活，力量训练也是健身计划的重要环节。一次完整的练习大约进行30分钟。简化训练可以从下图第1行或第2行开始，第3行结束。也可以制订自己的专属训练计划。

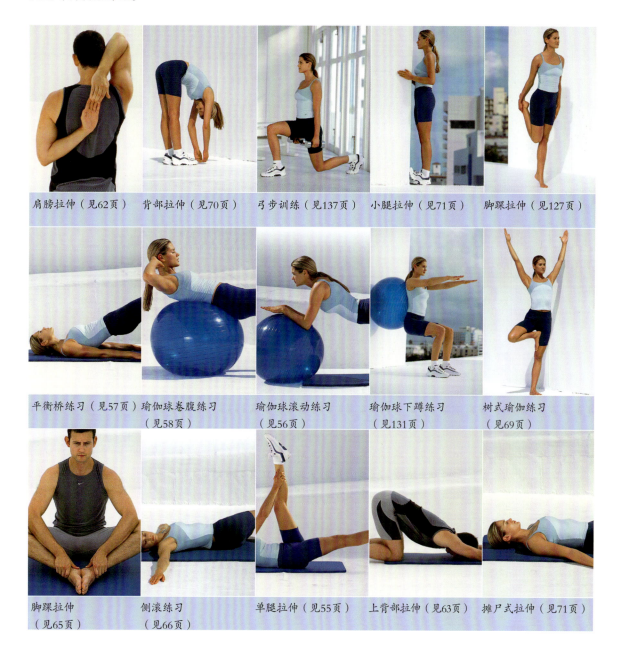

肩膀拉伸（见62页）　背部拉伸（见70页）　弓步训练（见137页）　小腿拉伸（见71页）　脚踝拉伸（见127页）

平衡桥练习（见57页）　瑜伽球卷腹练习（见58页）　瑜伽球滚动练习（见56页）　瑜伽球下蹲练习（见131页）　树式瑜伽练习（见69页）

脚踝拉伸（见65页）　侧滚练习（见66页）　单腿拉伸（见55页）　上背部拉伸（见63页）　摊尸式拉伸（见71页）

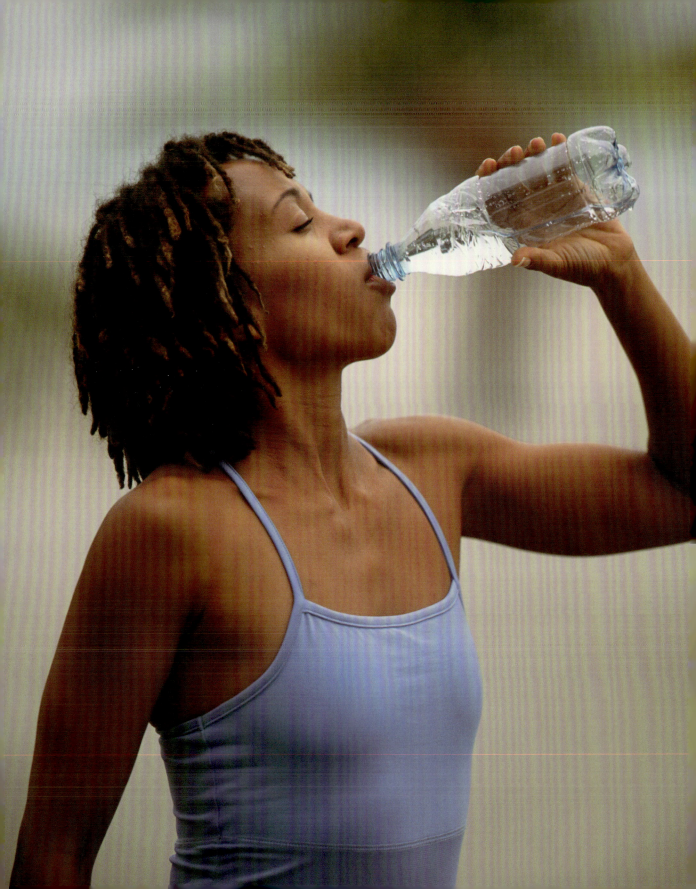

5 外表强壮，内心强大

随着逐渐了解自己的身体，你会意识到吃的、喝的甚至呼吸的方式都会影响你的健康、活力与激情。你有时候需要自省自己的人生态度和信仰，然后采取措施积极应对以实现自己的目标。

> 身体结束而精神开始的地方在哪儿？精神结束而灵魂开始的地方又在哪里？
>
> ——B. K. S. 艾扬格

呼吸要领

呼吸就是生命。没有食物我们能生存数周,没有水我们能生存几天,没有氧气我们只能生存几分钟。然而大多数人并没能从这种至关重要的生理活动中充分汲取能量。他们只是习惯性地通过嘴来进行浅呼吸,只使用肺的上部,这样身体就不能充分吸氧。通过更加充分地深呼吸,我们得到更多生活所需的能量、活力和激情。这不仅对健走有益,而且还为心理健康做出巨大贡献。

呼吸是精神和身体的联系

呼吸可以非常紧密地联系精神和身体。众所周知,心理状态会影响呼吸方式。当害怕或是生气时,呼吸频率会加快并且变得不规律。而在完全放松的时候呼吸节奏又变得平缓而有规律。同样地,习惯性的呼吸方式也会影响心情。通过胸腔的浅呼吸与一个人处于焦虑状态下的呼吸方式很相似,并且这种呼吸方式破坏了人在放松状态下所需的氧气和二氧化碳的平衡。古代的瑜伽修行者告诉我们:当呼吸非常深并且平缓的时候,内心是平静的,为了达到这种状态,我们中的大多数人不得不通过练习来提升自己的呼吸状态。

正确呼吸是锻炼的需要

对我们中的大多数人来说,锻炼时累得气喘吁吁,那一定是一种煎熬。解决这个问题的关键是在筋疲力尽之前要正确地呼吸:换气过度会剥夺身体中的氧气,一旦处于运动中,就要集中精力于吸气和呼气的节奏,以防止出现换气过度。当运动的时候,身体会需要更多的氧气,会很自然地增加呼吸的频率,但是还是需要保持有节奏的呼吸周期。当奔跑的时候肩膀靠后且放松,胸腔自然打开并且很轻松地深呼吸时,那简直没有比这更愉快的了——会感觉你可以毫不费力地跑几百英里。

腹式呼吸法

为了使身体获得充足的氧气,我们必须用膈肌来深呼吸(儿童就可以很自然地用这种方式呼吸)。这种呼吸方法经常被称为膈肌呼吸或者腹式呼吸法。

膈肌是人体中位于胸腔和腹腔的一块肌肉。当呼吸的时候,它向下移动给胸腔中的肺创造空间来吸取氧气。呼气的时候,膈肌向上移动减少胸腔的空间来将肺部的空气挤出。吸气时腹部缓慢地向前挺,并且呼气时腹部轻柔地收缩,胸腔轻微运动或者没有运动时,就是在正确地呼吸。请记住:呼气和吸气一样重要。只有当呼气时呼出更多的废气,吸气的时候才能吸进更多的新鲜空气。

> **平静呼吸的方法**
>
> 如果感到紧张或者呼吸因为某些原因变得不稳定,应该尝试一下以下练习。在凳子上坐直,双腿不要交叉,双脚平放在地上。通过你的鼻子缓慢吸气三秒钟,然后通过嘴花六秒钟将气呼出。重复这个呼吸循环直到感觉平静下来。

肩倒立

这个瑜伽姿势是保持身体在一个最佳最和谐的状态下最重要的姿势之一。这个姿势通过限制肺上部的运动来促使人使用深度的腹部呼吸。但是如果有高血压、呼吸问题或者是背部问题的话，请不要尝试这个动作。

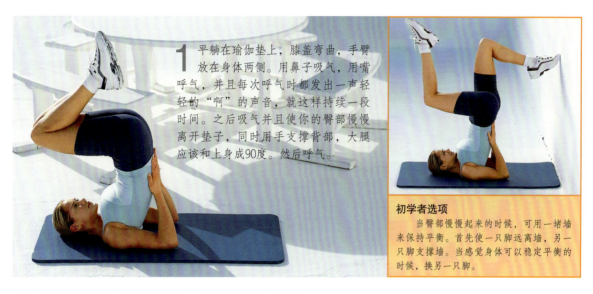

1 平躺在瑜伽垫上，膝盖弯曲，手臂放在身体两侧。用鼻子吸气，用嘴呼气，并且每次呼气时都发出一声轻轻的"啊"的声音，就这样持续一段时间。之后吸气并且使你的臀部慢慢离开垫子，同时用手支撑背部，大腿应该和上身成90度。然后呼气。

初学者选项

当臀部慢慢起来的时候，可用一堵墙来保持平衡。首先使一只脚远离墙，另一只脚支撑墙。当感觉身体可以稳定平衡的时候，换另一只脚。

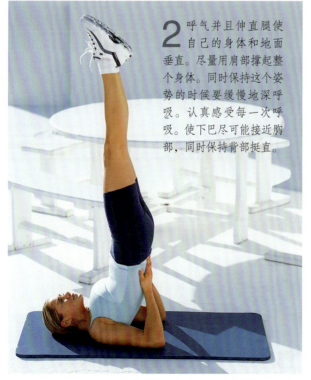

2 呼气并且伸直腿使自己的身体和地面垂直。尽量用肩部撑起整个身体。同时保持这个姿势的时候要缓慢地深呼吸。认真感受每一次呼吸。使下巴尽可能接近胸部，同时保持背部挺直。

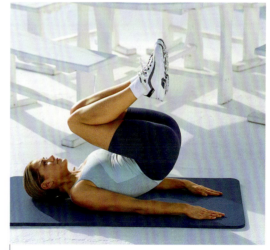

3 帮身体放下来的时候，首先向头部的方向弯曲你的膝盖。将手臂放平，慢慢地将自己的身体放下，一节脊椎骨一节脊椎骨地将自己放回到开始的位置。保持这个姿势一段时间，感受一下自己的呼吸发生了怎样的变化，并想想自己的感受。

乐观的心态

本节的目的是用乐观的心态来实现锻炼的目标，你可以将这个原则应用到工作、人际关系、自我评价及自我健康等生活的各个领域。心态对于人体健康的影响已经谈论得很多了，然而有证据吗？当然有证据，美国的心理学家最近发现持乐观态度的人要比持悲观态度的人平均多活七年半的时间。

很显然，心态会对我们的生活产生很大的影响，不论这种影响是更好还是更坏。我们总是会有内心的对话，或者说自我对话，它可以使我们从乐观变成悲观，也可以从悲观变成乐观。我们经常会选择悲观的想法来告诉自己注定失败或者事情不会顺利进行的。这使我们不能带着快乐的希望来期待事情的进展，甚至可能导致我们所害怕的结果。

悲观的内心对话不仅使我们无法发挥我们的最大潜能，也会影响我们的健康。加拿大的一项进行了30年的研究表明：对康复持积极态度的病人比持悲观态度的病人要恢复得快。

控制内心对话

究竟要如何才能改变自己的情绪、用好内心积极的力量呢？第一步是要意识到我们的内心对话是人类的天性。心理学家相信一个正常人每天心里会产生20 000～60 000个想法。这些想法中根本没有中性的：它们要么是悲观的，要么是乐观的，而且它们还会一天天增强。

如果你是将半杯水看成空了一半而不是还有一半的话，你就需要改变一下，采用乐观的内心对话来描绘自己的生活。一个比较好的重新设定内心对话的办法就是不断重复肯定的自我暗示（见80～81页）。制定现实可行的目标以便你可以真诚地说出它们并且让它们处于现在时态。比如你可以说"我每天都在变得更健康，更强壮"，而不是说"在六个月后我身体要变得非常强壮，要参加一次马拉松"。

如果你不仅百分之百相信自己能达到设定的目标，而且设定的目标完全有可能实现的话（尽管有挑战性），那你成功的机会将大大提高。

然而，请谨记乐观的心态并不能神奇般地避开所有阻碍，也不能代替你去训练。不过，它可以帮你坚持自己的计划并带来你想要的结果。

> **丢弃悲观的标签**
>
> 通过改变对自己的想法和改变向别人介绍你的方式，可以重构你内心的想法。比如，说"我很笨"这样的话只会使你身体中的这部分特征更加明显。相反，想一些你可以改变的行为。你可能有时候会做傻事，然而人无完人，原谅自己的过错同时想一些自己曾取得过的成绩来使内心得到平衡。

乐观的态度会影响身体语言，它会使你的外表、走路的姿态和姿势显得坚定有力而不是缩手缩脚。

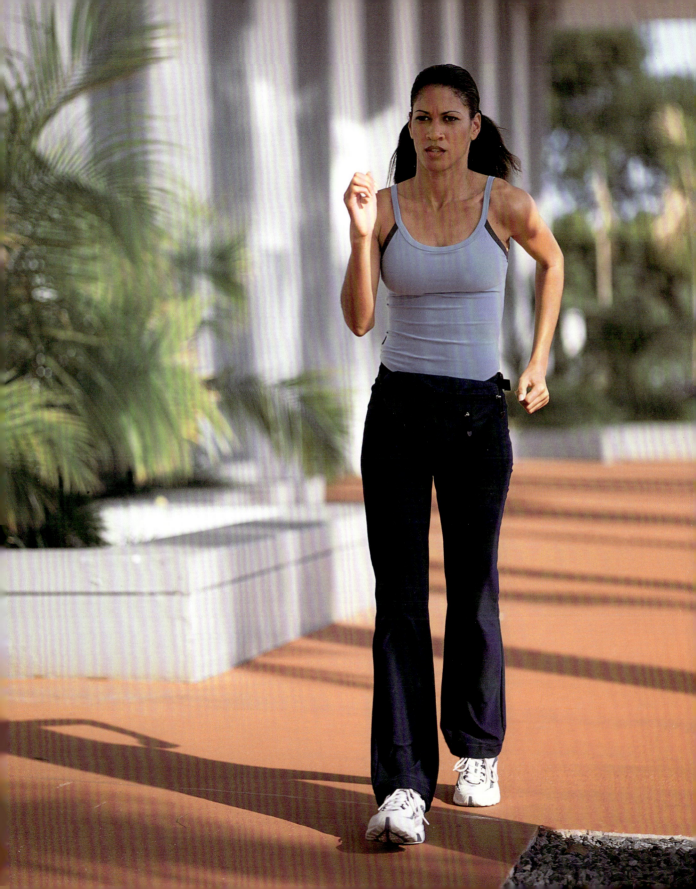

直面挑战

我们都有关于自己想要的生活梦想和目标，然而大多数时候，当我们想要把它们变成现实时又常常被打败。我们总是会有很多不去尝试的理由：比如没有时间、身体不够强壮、没有足够的钱等。其实我们想要表达的意思可能是：我们害怕失败，或者说仅仅是对踏入未知世界的恐惧。

面对挑战是否可以成功达成目标，这取决于你是否知道如何迈出第一步。只要拥有正确的态度和一些简单的技巧，任何人都可以实现自己想要的改变，都可以更加接近自己的梦想，仅仅需要一些练习和勇气。就像演员鲁斯·戈登说的："勇气是非常重要的，然而它就像肌肉，你只有不断使用，它才会越来越强。"

设定目标

很多人带着很大的热情开始了他们的计划，这些计划可能是训练、健身、减肥或者是某种自我提升的计划。我们刚开始时往往很专心，很有积极性。然而之后我们的决心开始一点一点地溜掉。我们可能会"翘"一次训练，一旦我们这么做了，再"翘"一次训练就显得很简单了。当我们屈服于一大块巧克力蛋糕时我们可能会想：反正我们已经拿了第一块巧克力，现在去拿第二块巧克力也无所谓了。

设立一个最终目标并且希望自己可以毕其功于一役，这只能让你陷入失败的困境。相反，如果参加马拉松是你的最终目标，第一步就是问自己需要达到怎样的体能，你想获得怎样的成绩，并且你是否需要对自己的饮食结构做出改变。时刻明确自己的目标，同时保持要去实现它的热情。

> **强大的自我肯定**
>
> 自我暗示的内容因人而异，但是下面有一些我非常喜欢的自我暗示，你要是喜欢的话可以尝试一下：
> - "每天我都处于自己的最好状态！"
> - "我所有的目标现在都在实现的过程中！"
> - "我的生活被爱与友谊所包围！"
> - "我可以做任何我想要做的事情！"

第二步是看看自己现在处于何种状态。自己的健康水平、力量和体能处于什么水平？自己平常锻炼吗？为了这个挑战你将不得不做什么事情？为了实现最终的目标，自己能挤出多少时间用于训练？

第三步是将最终目标分成一个个可实施的小目标。设立简单而可行的目标，这样在不断实现它们的过程中你会一直保持你的成就感。

写下目标可以使你的目标更清楚更具体化，并且可以清晰地看见自己的完成情况，就像和自己签了一个合同。每个目标的实现都会增加你向下一个目标奋进的积极性。写目标一定要用现在进行时，像"我会……"这种句子让你在潜意识中认为这种事情只可能在未来发生，而不是现在就要实现的目标。

直面挑战 » 81

不要让梦想总是处于未实现的状态。一小步一小步地去实现自己的梦想。当你站在成功之巅向下俯瞰时，你就会为自己曾经走过的踩在你脚下的这些路庆祝。

总是向自己暗示一些积极的东西，而不是那些你想要躲避的负面结果，在心里记住它并且一直保持。任何时候都不要同时有超过两个或者三个心理暗示，因为你需要花费时间让每个心理暗示进入你的潜意识。只有不断地重复才能产生这种结果，在你外出健走时做这个再合适不过了。让它跟上你跑步的节奏，并且像"魔咒"一样不断地重复它。

想象

就像心理暗示一样，想象也是通过重复来起作用，不过想象用的是图像和感觉而不是语言。刚开始时你会因为周围的事物而分心。练习得越多，心中的画面就越清晰，这样潜意识就会将它们认定为现实，从而驱除那些阻碍自己的负面想法。

比如，如果你打算参加马拉松，那就想象自己正微笑地到达终点，而且看起来强壮无比。想象一下奔跑时轻风拂面的感觉，仔细听观众正在为你呼喊加油。想象自己穿着运动服的样子，试着用皮肤感觉它们，想象当自己通过终点获得奖牌时心中汹涌澎湃的那种喜悦之情。试着在心中想象整幅画面，一定要包括自己想要的所有细节。这就是想象，这个有力的画面在心中出现的次数越多，它就越有可能变成现实。

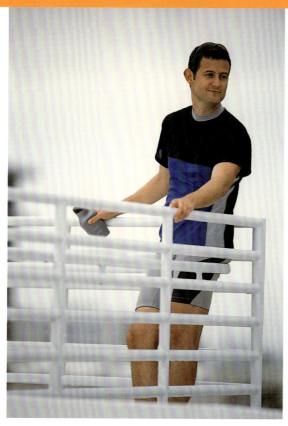

只要稍微更改一下这些目标的细节，以上的原则可以适用于你生活的各个方面，不论是减肥、整修房屋还是职业晋升。至于想通过快走来健身，你需要制订一个包括每周甚至是每天的目标计划，这些计划包括你的训练时间和距离。想象你在用石头铺设一段台阶，每一级台阶都是你需要实现的小目标，它们会使你离最终的成功越来越近。

内心的力量

我们都知道积极乐观的心态对成功的巨大作用，然而我们内心的想法是易变的，很难集中在目前的这件事上。自我暗示是一个强大的工具（见78页），可以帮助你保持乐观和专注，同时对自己充满信心。

健走式冥想

冥想被认为是一项全身心投入的行为。也就是说,你的内心集中于现在的某件事或者活动。很多人认为必须闭上眼睛盘腿坐在地板上才能冥想,然而在健走时冥想也是可以的(甚至更容易一些)。事实上冥想是度过独自健走时光的一种很好的方式,对身心健康大有益处。

任何形式的冥想都可以带来内心的平静,缓解心理压力,同时提升睡眠质量。在快走中专注于你的呼吸节奏同时进行冥想,不仅可以尽情呼吸新鲜空气,而且身心都得到了锻炼。

认真感受你的动作

为了让健走变得简单且不容易分心,你需要选择一条熟悉的路线,这条路线可以是平坦的柏油路面,车辆行人要尽量少。通过做一些缓慢的伸展运动来开始自己的健走冥想。当你开始健走时,试着感受此时的时间和天空,感受周围的环境、天气和身体中的能量。暗示自己在未来的大约30分钟里,你的身体将完全放空。

将注意力集中在脚上,你不仅需要注意落地时脚和地面的接触,离开地面时身体的平衡转换,而且还得注意指尖和袜子的接触来感受袜子的存在。

接下来,你需要将注意力转移到脚踝、小腿、膝盖和大腿。注意臀部起伏的方式,同时感受脊柱的摆动。感受肚子是身体的中心,同时记住自己的每一次呼气和吸气。放松肩膀,享受自己的节奏,尽力去感受在健走时臂膀和腿部的力量。

当头部处于一个平衡位置时,颈部的肌肉会感觉非常放松。放松下巴,眼睛直视前方。如果有什么东西分散了你的注意力,要很快地将注意力重新转回到健走上来。

重复一句"咒语"

另一种保持自己内心专注于此刻的办法就是不断重复一句"咒语",它可以是一个词或者一组词,可以使你的内心安定下来。选择一句适合的"咒语",让它和上脚步起落的节奏。在我治疗癌症期间我发现了很多这样的"咒语",其中我最喜欢的是:"我很强壮,我很健康!"

重复你的"咒语"最少15分钟,让这些词融入你的心里和脚步中。健走中总会分神或者一不留神被每天忙碌的想法和活动侵入,你需要安静下来,将琐事放在一边,然后和你的"咒语"再次建立连接。

当你到达终点时,结束你的冥想并再次感受周围环境,回到现实中来。一旦你掌握了在健走中冥想的方法,你就会有一种平衡的感觉和一个平静的内心。

健走时目视前方,愉悦地享受健走过程中手脚不断交换和摆动带来的节奏感。

健走式冥想 《 83

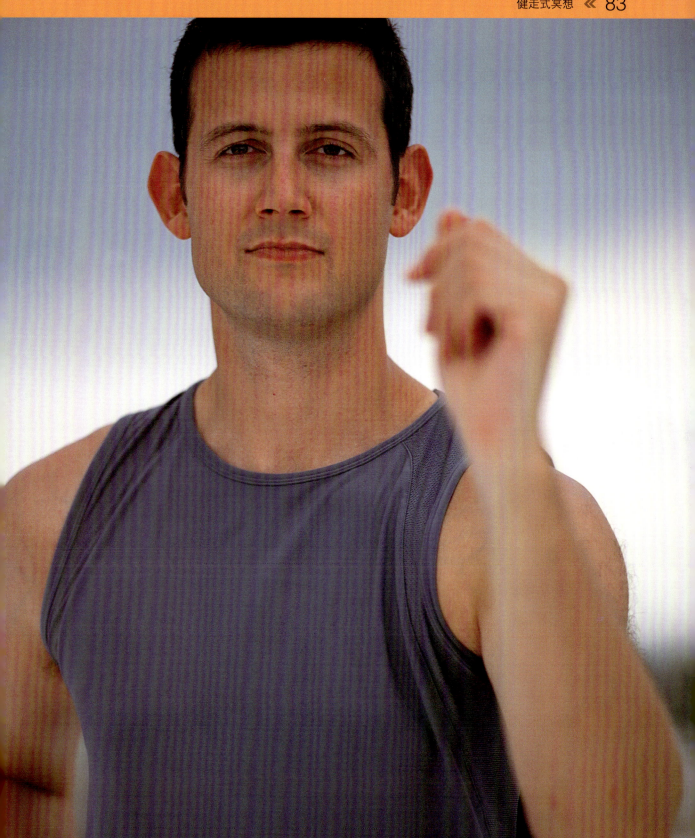

运动补水

人类可以在没有食物的情况下生存数天甚至数月，然而没有水我们会在几天内死去。平常人体内65%~70%是水分，对经常运动的人来说，比如运动员，他们体内有更高的肌肉含量和更少的脂肪含量，这就导致他们体内水分含量更高。水是生命之源，我们每天摄入水量的多少直接影响身体健康，然而很多人往往摄入的水量太少。

统计数据表明大约1/4人每天没有摄入足够的水分且处于一个脱水的状态。每天我们通过自己的尿液、排泄物、皮肤和呼吸丢失大约3升水（约5.25品脱，英制单位，1品脱=0.568升），尽管我们可以从食物中吸取一些水分，然而我们每天还需要摄入1.5升（约2.5品脱）到2升（约3.5品脱）的水。很多人选择喝茶、咖啡或是含有咖啡因的汽水来解渴，先不说这些东西对身体有害，过多摄入这些东西其实有利尿的副作用。一项研究表明，一天内喝六杯咖啡就有可能导致身体丢失3%的水分。

时刻保持身体有充足的水分会使皮肤保持年轻，改善视力，并且对消化系统有利，也可以加速体内毒素的代谢并且减少脂肪的产生。

你摄入足够的水了吗？

在炎热的天气或者是运动的时候，我们的身体会通过排汗的方式来散发热量。在像足球、网球这种高负荷的运动项目中，水分散失的速度会达到每小时4.5升（约8品脱），同时还伴随着钠、钾、碳酸钙盐和磷酸盐等的散失。当你在健走时，特别是在参加马拉松的过程中，适时摄入足够水分是十分重要的。

很多体育医疗方面的专家认为在口渴时才摄入水分是不对的，因为当你口渴的时候，已经处于一个脱水的状态。身体脱水的症状还有易怒和注意力不集中等。当排尿频率正常并且尿液呈现淡淡的稻草黄色，这表明你已经摄入了足够的水分。一定要在开始运动之前确保自己已经摄入了足够的水分。

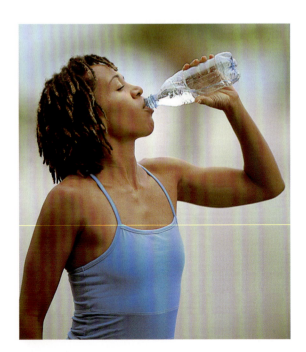

在你健走完之后，特别是在炎热的天气中，需要立刻补充因为排汗而散失的水分。

了解你喝的水

喝水对于保持身体健康至关重要，只要喝水就比不喝要好得多，但是并不是所有的水都对身体有益。喝的水越纯净，就越能从中受益。

过滤水

活性炭和陶瓷过滤器可以减少水中诸如氯、铅等重金属和大颗粒沉淀物，还可以去除水中氯的味道。过滤的效果取决于过滤器中过滤孔的大小，孔越小，过滤质量越好。

纯净水

最有效的净化水的方式是通过池底渗透系统，这种方式可以去除水中99.9%的杂质，包括氯、氟化物、硝酸盐和铅等。最有效的过滤系统是将活性炭过滤器和半渗透过滤膜相结合。

瓶装水

这种水品质参差不齐，要学会鉴别。学会如何读产品标签并进行选择是十分重要的。因为某些塑料中的化学物质会融入水中，所以最好选择硬塑料瓶装的，或者玻璃瓶装的水。

矿物质水 因为这种水是天然而未经过处理的，并且其来源都是经过官方登记认可的，所以矿物质水被认为是最佳选择。按照法律，矿物质水的标签上必须标明水中的矿物成分。

天然泉水 每个地方的天然泉水成分都不一样，有的地方的泉水是天然水和处理后的水的混合物。很多瓶装泉水中含有大量人体难以吸收的钠、钾、硫酸盐等无机物。

碳酸水 二氧化碳气体被加到水中来模拟起泡的天然矿物质水。尽管二氧化碳可以抑制细菌的生长，但是一旦被人体摄入，就会变成碳酸，而这极有可能导致人体胃酸过多。

含氧水 这是一种加了氧气的水。喝这种水的目的是给人体肌肉提供充足的氧气，从而让饮者变得更加健康。目前为止并没有太多的证据来支持这种论断。

瓶装自来水 在美国，如果商品标签上标明"来自地方饮用水"或者"来自社区自来水系统"，可以肯定这仅仅是自来水。

自来水

大多数发达国家的地方供水系统都经过了比瓶装水还要多的检验与检测。然而有很多人担心自来水系统中用来消毒的氯会杀死人体肠道中的有益微生物。并且水源地所用的杀虫剂和除草剂都有可能渗入水源中。

水中HRT药物和塑料的合成雌性激素也是人们的担心之一，人们认为这些激素可能影响人类和动物的生育。

你可以从当地供水部门那里找到更多的有关自来水质量的信息。

> **贴士**
>
> 当你厌倦了喝白开水，可以想办法给它增添一些其他乐趣。我每天早上总是喝一杯加了一片柠檬或者酸橙的热水，它可以立刻唤醒我的身体。在寒冷的天气里，你可以来一杯用热水冲泡了5分钟的姜片水。要是在夏天的话，你可以在姜片水变凉之后再喝。

健康饮食

开始高强度的健走训练意味着你要重新审视你摄取食物的方式。随着身体变得越来越强壮,越来越有活力,你就会想从食物中获取足够的营养来满足自己对能量的需求。这时如果选择高热量低营养的垃圾食品就显得非常不明智。当然通过减少摄入人体必需的水果蔬菜及碳水化合物来减肥也是极不明智的。

人们通常认为,健康就意味着必须远离自己所喜欢的食物。然而事实上,认识我们所吃的东西并且作出正确的选择,可以帮助我们很好地摄入营养。身兼作家、食物讲座讲师及英国布里斯托尔癌症康复中心的饮食咨询师等众多职位的简·森有一套方法可以使健康饮食变得非常简单。你可以问自己以下两个关键问题:"自己所吃的食物是否曾植根于土壤中?"和"食物在被吃掉之前到底经历了怎样的制作工序?"

曾植根土壤中的食物

毫无疑问,最有营养、最好的食物就是那些曾植根于土壤中的植物。它们富含大量的植物化学成分和微量营养元素。这些东西不仅可以提供我们身体所需的营养,相比其他食物还更容易被消化吸收。简的建议是不论你做烤面包、咖喱或是周日午餐的食物,你都要保证其中的2/3都是曾植根于土壤中的食物。

如果你的目标是尽量增加植物类食物的比例,那么就应该减少无根食物的比例,比如肉类、乳制品及饱和脂肪。饱和脂肪通常是指来自动物的平常在室温下会凝结成固态的脂肪油。摄入过多的饱和脂肪可能会导致心脏病、中风或者各种癌症。

我们也要避免从硬黄油或者半软黄油中摄入过多的氢化植物油或者半氢化植物油。这些经过人工处理过的油脂都含有一种被称为反式脂肪酸的物质,而这种物质可能导致心脏病。很多食物都含有这种氢化植物油,比如面包、饼干、熟肉,甚至是快餐中的薯条和油炸圈。

然而,我们的身体需要脂肪来帮助维生素的吸收,同时提供我们生存所必需的脂肪酸(EFAs)。多元不饱和脂肪酸和单元不饱和脂肪酸主要来自植物、鱼油、亚麻籽或亚麻籽油的Ω-3脂肪酸。这些脂肪实际上可以预防心脏病和癌症发生。

你的食物经历了什么?

说到买食物,我们到手的东西往往增加了很多肉眼看不到的东西。比如,小麦被多次喷施化肥和其他化学除草剂,然后未经清洗便被做成面包。生菜看起来无害,却有可能含有很多种化学药品。每天当我们一身疲惫地回到家时,那些速食品是如此便利,然而它们却经常含有过多的盐、防腐剂和其他添加剂。如果可能的话,尽量购买有机食品并在家里做饭。可以考虑用粗粮来替代白面粉、大米及其他面食。

做最好的自己

试想一下,因为你决定改变自己的饮食习惯,于是便拒绝巧克力或油炸早餐。这显然是不现实的。面对这些东西的时候，我们的推荐策略是你要有选择性，并且要作出明智的选择。如果你要吃巧克力，那就吃最好的有机巧克力，如果你要吃油炸早餐，那就选用最营养的搭配，加很少的油脂或者干脆不加油脂。对咖啡也是这样：使用新鲜的有机咖啡豆，细细品味每一口的味道。这可能意味着在日常工作时你要放弃咖啡机，但如果这意味着你可以少喝咖啡，岂不是更好？给自己制定一个原则，从而做最好的自己。

吃掉我们应吃的食物

专家建议，我们每天应该吃七份水果和蔬菜。这样可以使我们的癌症发病率降低25%，心脏病发病率降低31%。并且蔬菜对身体的保护功效比水果更好。大多数人都不知道什么叫一份食物。事实上，每份食物大约80g（2.75盎司，1盎司=28.35g）。以下各项就是一份食物的组成：

- 1个中等大小的苹果
- 1个中等大小的香蕉
- 1个橙子
- 3满勺胡萝卜
- 1碗生菜
- 1个番茄
- 2个花菜
- 半个大南瓜
- 半个辣椒
- 4满勺法国豆

尽可能选择含有你所必需的营养的食物，比如吃鱼来补充Ω-3脂肪酸，吃坚果和蔬菜来补充蛋白质、钙和维生素。

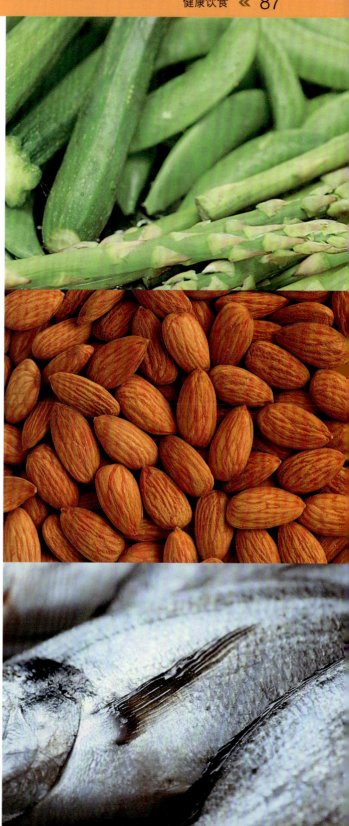

维生素和矿物质

经常有人告诉我们,只要我们能够每天均衡地吃完那七份水果和蔬菜,就能获取人体所必需的维生素和矿物质。然而医学观点却不是这样的:有些营养学家相信现代生活要求我们在日常饮食外再补充某些东西。当然,繁忙的日常生活使我们很难做到每天吃七份食物,但是我们可以通过喝果汁和吃营养品的方式来摄入日常生活必需的维生素和矿物质。

维生素和矿物质对于生命来说至关重要。尽管我们身体内便可以产生维生素,但是我们分解了它们中的大部分,并且我们需要的矿物质基本都来源于食物。尽管我们只需要微量的维生素和矿物质,然而不论哪个种类缺乏都是非常危险的,最著名的事件是在18世纪之前很多水手因为坏血病而去世,直到人们发现柑橘类食物可以阻止它,才减少了这种病的死亡率。

若是缺少矿物质,人体无法吸收维生素。这两个重要的物质再加上碳水化合物、蛋白质、脂肪和水,可以保证我们的细胞正常生长、修复器官功能、获得能量和食物。

水果和蔬菜含有丰富的维生素和矿物质,但是蔬菜含有更多的营养物质。对于这方面,简·森也给出了建议:通过购买不同颜色的水果蔬菜,让我们的身体尽可能获益。最好提着一个装满各种不同颜色的水果蔬菜的篮子去结账,这样你不仅可以享受购买各种不同水果蔬菜的乐趣,而且可以带给自己更多的营养。

天然补充

遗憾的是,我们现在种植的很多食物都缺乏维生素和矿物质。其原因可归结于过度耕种,并且在运输和储存过程中食物会丧失更多的维生素和矿物质。当然,从土壤中刚采摘出来的有机食物是最理想的,然而即使我们摄入的营养是充足的,它们也会因为一些诸如生活压力、吸烟、服

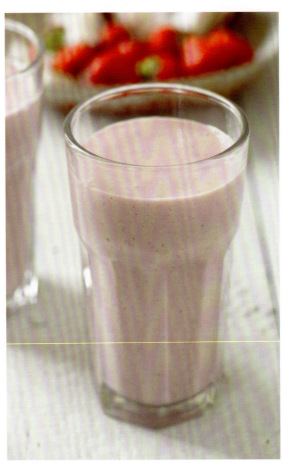

水果和蔬菜汁混合的饮料富含维生素、矿物质和生物酶。同时这也是一种补充水分的绝好方式。

用抗生素和环境污染等因素被破坏。有关服用补品是否有用的问题现在还有争论,就我来说,补品对我之前癌症的康复非常有帮助。一剂高效能的复合维生素和一些维生素C对于大多数人来说非常适合,但是应事先向营养学家咨询,或者做检查来查明自己真正需要的营养。尽量买你可以承受的质量最好的补品。与便宜的补品相比,比较好的补品会使用更好的原料,有更好的成分配比,而且尽量确保它的成分都是天然原料,避免合成的维生素,因为这种维生素极有可能导致中毒进而影响身体健康。

果汁的好处

用新鲜水果和蔬菜榨出的果汁中富含维生素和生物酶,而这些维生素和生物酶在烹饪过程中极容易丧失。现在榨汁机和包含榨汁功能的料理机随处可见。贵的机器可以轻易将那些不易榨汁的蔬菜榨汁。有很多榨汁机由于比较精细而很难清洗,所以在买之前一定要认准,否则榨汁会变成一项烦琐的家务。当然现在有很多关于榨汁的书,在这些书上你可以根据自己的特定目的找到合适的食物榨汁组合。

各种重要的维生素和矿物质都存在于哪些食物中	
维生素A	卷心菜、胡萝卜、羽衣甘蓝、蛋黄、鱼肝油(来源于无污染的环境)芒果、甜瓜、菠菜、南瓜、红薯、莴苣、彩椒、西洋菜
维生素B组合 B1(硫胺) B2(核黄素) B3(烟酸) B5(泛酸) B6 B12	 豆类、麦麸、大部分蔬菜、全谷类食物、酵母 鸡蛋、绿叶蔬菜、蘑菇、番茄、麦芽 甘蓝、花椰菜、蘑菇、西红柿 苜蓿芽、鳄梨、花椰菜、卷心菜、芹菜、鸡蛋、扁豆、蘑菇、南瓜、西红柿 香蕉、花椰菜、球芽甘蓝、白菜、扁豆、坚果、洋葱、南瓜 鸡蛋
维生素C	柑橘类水果、花椰菜、卷心菜、猕猴桃、西瓜、木瓜、豌豆、辣椒、发芽的种子
维生素D	蛋黄
维生素E	豆类、花椰菜、生绿叶蔬菜、豌豆、松仁、向日葵、芝麻、未精炼的玉米油、小麦胚芽、全麦麦片
叶酸	鳄梨、花椰菜、腰果、菜花、榛子、菠菜、核桃、小麦胚芽
钙	杏仁、啤酒酵母、卷心花、干豆、绿色蔬菜、瓜子
铁	大枣、干豆、蛋黄酱、坚果、燕麦、南瓜和芝麻
硒	巴西坚果、西兰花、白菜、南瓜、扁豆、蘑菇、小麦胚芽
锌	杏仁、巴西坚果、啤酒酵母、蛋黄、燕麦、南瓜子、黑麦、全麦

健身与饮食

你的良好饮食并不能把你变成一个运动员,但会让你的身体处于最佳状态。锻炼会燃烧我们体内的能量,为了达到目标,有充分的补给来保持能量就显得十分重要。没有吃正确的食物就开始运动,就像你把脚放在油门上,却突然发现车没有油。

当你的身体做一些额外运动时,用正确的食物来补充营养是很重要的。运动时你身体中的碳水化合物会缓慢减少(见91页),可以食用全麦、豆类和扁豆等。蔬菜和水果中富含微量元素和身体所需的营养。运动时最需要补充水(见84~85页),因为脱水会导致肌肉疲劳和身体失调,所以在运动时必须注意增加水的摄入量,要比平常要求的八杯水更多。

碳水化合物

对于长时间的运动来说,碳水化合物可以最好地补充能量。它在体内会被分解成葡萄糖,并在肌肉和肝脏中以糖原的形式储存。在你运动时,肌肉中的糖原会转化成葡萄糖来供给能量。人体只能储存一定数量的葡萄糖,然而不运动的肌肉中的葡萄糖又不能转换到正在运动的肌肉中。这就意味着当你快走时,正在运动的肌肉中的葡萄糖很快就会不足。运动后为了快速恢复体能,必须立刻进食碳水化合物。

尽管所有的碳水化合物都会转化为葡萄糖,然而它们在人体中被吸收的比例却有很大的不同。像豆类和全麦之类的食物可以被缓慢吸收并且可以长时间提供能量。所以如果你打算进行强度较大的训练,这类食物是十分理想的。

绿色环保的做法

科学研究已多次证明素食者比肉食者长寿。对于素食者来说,癌症、心脏病、糖尿病的发病率大大降低。然而很多人,特别是经常运动的人,担心素食并不能提供他们运动所需的营养物质。比如,很多人认为运动员需要进食大块的牛排才能补充他们所需的蛋白质。然而对于我们大多数西方人来说,每天摄入的蛋白质大大超过身体所需。事实上仅仅几颗杏仁提供的蛋白质便与一块普通大小的牛排相当。我们可以从素食中得到我们所需的全部营养,比如黄豆、所有的坚果和植物种子等。还得记住一句忠告:不要用同样数量的奶酪来代替肉类,因为奶酪主要含饱和脂肪酸。

以各种素食为食可以让你摄入更多的微量元素和抗氧化物,而这两样东西可以大大促进人体的健康。它们可以提供维持健康强壮的骨骼和保持活力所需的钙,生的西兰花、瓜子、杏仁和巴西坚果就含有丰富的钙。

马拉松的饮食

如果你已经严格遵照本书提供的食谱和训练计划来进行运动,那你的身体应该可以应对马拉松这样的挑战。尽管这样,还需要多多注意在马拉松前后的饮食。

比赛前一周

在比赛前一周可以减少运动量来减少葡萄糖的消耗。尽量吃一些简单清淡的食物。可以吃很多的蔬菜，不论是蒸的还是烤的，同时每天喝一杯蔬菜汁或者牛奶果汁。简单做的沙拉、烤鱼（或是瘦肉）及像土豆、大米和小麦一样的碳水化合物都是极好的。不要食用比较辣或者是油炸的食物，尽量不要吃难以消化的食物，同时不要喝酒，因为酒容易使人脱水。每2～3个小时都要补充谷物棒，把它当做点心，同时要喝大量的水使身体不缺水，这样在比赛那天你再补充少量的水即可。

比赛前一天

要保证自己能吃两顿高碳水化合物的食物。同时尽量把大餐放在中午，这样你的身体就不需要在夜晚拼命去消化它。

比赛当天

在比赛开始前两小时吃一顿由谷物或饼干和水果组成的丰盛早餐。除水之外，带一些像香蕉、葡萄干、能量棒或是葡萄糖片这种快速补充能量的食物也是很明智的。不要尝试你不熟悉的食物，否则你的胃极有可能会很不舒服。同时你要尽量避免吃像干果这样又干又咸的食物。

在比赛结束后立刻进食诸如三明治或是松糕之类的碳水化合物来恢复体力。比赛之后的饮食应该以碳水化合物为主。

可快速补充能量的食物

糙米 未经处理的长颗粒糙米是一种复杂的碳水化合物，它的纤维素和营养的含量都是白米的两倍。这是一种可以被缓慢吸收的最好的大米。它不仅含有很多蛋白质，还含有锌、镁、维生素B6、硒等元素。

香蕉 身体中的钾元素可以帮助调节身体肌肉的收缩，而香蕉中含有丰富的钾元素。香蕉可以补充身体中因为流汗而丢失的钾元素。所以香蕉是剧烈运动时的理想食物。

花椰菜 花椰菜中含有很多植物纤维，同时还富含铁和叶酸。铁元素可以帮助血红细胞储存氧气，而血红细胞可以将氧气输送到身体中的肌肉、器官和组织。叶酸对于血红细胞的健康来说至关重要，同时能控制身体中的胆固醇含量。如果是生吃的话，花椰菜也可以提供钙元素。

豆类 干豆、豌豆和扁豆都是很好的低热量的食物，同时还可以提供大量的蛋白质和叶酸（作用见花椰菜）。

胡萝卜汁 新鲜的胡萝卜汁（见89页）中含有丰富的维生素A（β胡萝卜素）。维生素A对生长和组织修复及抵抗受伤后的感染有很重要的作用。

干果 干果可以很好地提供能量，同时还含有丰富的钙和铁（作用参见花椰菜）。它们富含果糖并且非常甜，不失为补充能量的最好食物。

木瓜 这种奇异的水果几乎含有和香蕉一样多的钾元素（作用参见香蕉），同时还富含维生素B和β胡萝卜素（作用参见胡萝卜汁）。

意大利面 在选择可以缓慢为肌肉提供能量的食物时，全麦或者荞麦制成的意大利面将是最好的选择。意大利面中也包含丰富的铁、维生素B1、烟酸和核黄素。

土豆 一个中等大小的土豆就可以提供相当于香蕉中含有的钾元素的两倍（作用参见香蕉）。并且含有丰富的维生素B和铁（作用参见花椰菜）。它们对于补充能量和抵抗疲劳有很大的作用。

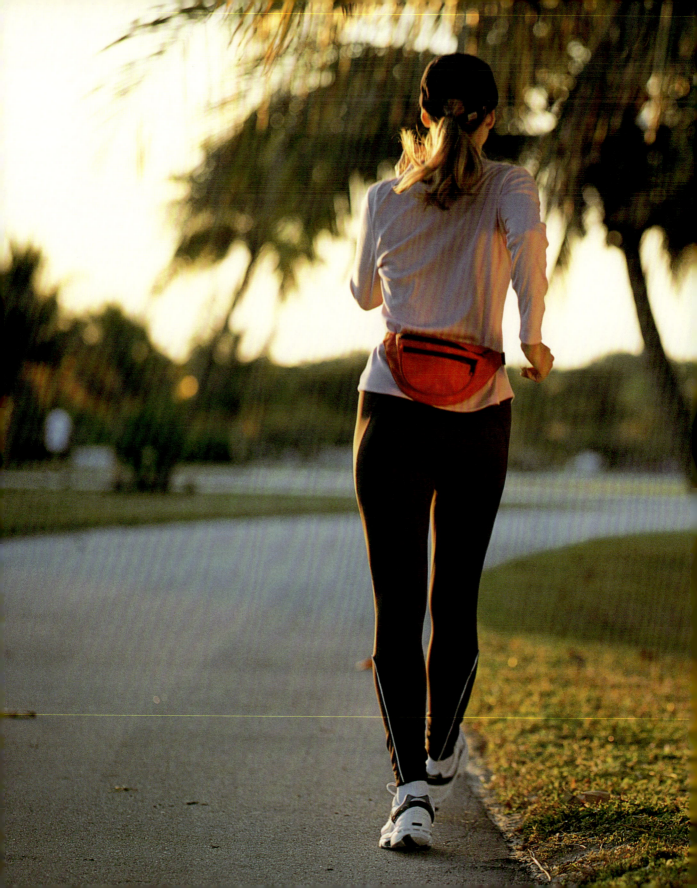

6 合适的健走方式

无论你是为慈善事业筹集善款，还是在怀孕期间，还是为了减肥瘦身，又或者是为了与家人一起外出度过一个美好的周末，健走永远是你的最佳选择。不管你年龄几何，运动能力如何，都可以轻易地参与到健走之中，享受健走带来的好处。

健走，看似疯狂却自得其乐，凝神而静气。

——柯林·弗莱彻

健走融入生活

当今社会我们大都很忙，生活被各种各样的事物充斥着。我们问自己："在如此繁忙的生活中，我们能否挤出时间干点其他事情呢？"如果"其他事情"是指健走，那答案是肯定的！生活中你总能挤出合适的时间进行健走。时间可长可短。如果你能够一直坚持健走并养成习惯，你会惊奇地发现自己拥有更好的身体素质及更佳的精神状态，做任何事情都更加有效率。

曾几何时，你无数次暗下决心要去健身房或者开始自己的健身计划。但可笑的是，每次你都会以失败告终。因为你永远把其他事情放在比健身更重要的位置，根本没时间实现自己的健身想法。一般我们会把工作、孩子、社交放在第一位，留给自己支配的时间非常少。当朋友找我们帮忙时，我们通常会抽出时间帮忙。那么，为什么我们不能抽出时间干自己想干的事情呢？

生活中我们大多数人都在其他事情（包括物质上及精神上的）上消耗了太多精力。这样做无可厚非，只要我们保证留下部分时间满足我们自己的需要：爱好、饮食、运动等。健走是一种简单易学的运动方式，并且有助于我们找回自我。你可以在任何地方参与这项运动，不需要任何人协助，也不需要依赖任何俱乐部或者健身房。对于那些忙忙碌碌的人来说，健走对时间、地点的要求更加灵活，更容易满足。

事实上，只要一件事情对我们足够重要，我们总能找到时间去做。让健走融入生活的意义就在于它改变了我们对时间分配的认识，让我们意识到把时间用于自己的巨大价值。

实事求是

生活中的众多事物，质量往往比数量更重要。你在健康方面所花费的时间也无不例外。因此，选择适合你自己的时间并考虑如何用好这段时间就显得格外重要。从健走中获得的快乐越多，你从中受益也就越多。如果让健走强行占用

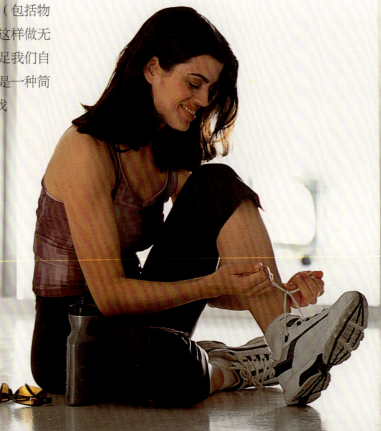

做其他事情的时间，就算你走了一小时也没有任何意义，因为在健走的过程中你感受到的只有深深的罪恶感与压力。所以，根据实际情况，可以走更少的时间，但一定要全身心投入，把其他事情抛之脑后。

使用一定的时间管理技巧，优先完成一天中必须完成的任务，并学会说"不"，你就会发现生活有了很大的不同。我们往往会浪费宝贵的时间，不知所措，不会冷静地为自己做一个时间计划。刚开始我们可以根据自己的实际情况每天抽出30分钟健走，每天坚持且最好都在同一时间段，雷打不动。很快你就会把这段时间固定下来，其他人也会把它当做你的私人时间。为了挤出时间健走，你可以陪孩子一起走到学校而不是开车，你可以走路去赴约，你可以搭公交或地铁到你办公室前的某站，然后走路去公司，甚至干脆早起半个小时。你可以根据实际情况选择一天中任何30分钟，确保这样能够坚持下去。

一些准备

针对健走可以规划出几条不同的路线（见38~39页），包括短程路线，这适用于只有15~20分钟空余时间的时候。规划一些能够经过公园或者森林的路线，这样你在健走时还能够享受恬静的环境，将自己从琐事中解放出来。还可以规划一些位于你工作地点附近的路线，这样你在茶余饭后就不会迷茫，不知道去哪儿了。在工作的地方再放置一些健走装备，那么你就再也没有理由不健走了。

制订预约计划

为健走创造时间的一种方法是在你的日记本

> **挤时间健走**
>
> 短距离高效率：短距离的健走可能更具有趣味性。相反，长时间、长距离的健走可能会占用你过多时间，给你造成一定压力。
>
> 灵活支配时间，当你可以用交通工具外出时，你可以选择全程或部分健走。
>
> 规划不同的健走路线，这对激发自己对健走的兴趣很重要。
>
> 为自己的健走做合适的计划，并坚持下去，学会对别人说"不"。
>
> 加入或自己组建一个健走团队，或者找一个兴趣相似的小伙伴一起健走。相对来说，大众活动更容易参与和坚持。

上写下健走的预约计划。如果这样的预约计划每次都不成功，你可以尝试更改一下时间，但不要轻易放弃自己的预约计划。当人们在这段时间约你时，你可以告诉他们自己已经有约了，但你没有必要告诉他们具体内容。因为他们会认为你健走30分钟并不重要，然后会尝试说服你改变计划。这样做同时也能够提升你处理其他类似情况的能力。

找盟友

将健走尽快纳入自己日常计划中最有效的一个方式是加入一个健走团队（见97页）。你可以加入本地的一个团队或者可以尝试自己建立一个这样的团队。团队成员可以鼓励你、监督你参与日常活动。此外，你可以尝试找一个具有相似生活习惯的小伙伴。如果你有孩子，保姆可以帮你解决时间的问题。如果你需要轮班，你可以找喜欢晚上健走的小伙伴。把健走当做一项社会活动，和小伙伴一起制订训练计划、时间及地点。

不同人数的健走形式

健走既可以单独进行,也可以与朋友、社会团体一同进行。如果你生活繁忙,对自身要求又高,独自健走可以给你宝贵的喘息机会。但与朋友一起健走总是充满乐趣、激情和愉快的交流。加入健走团队近年来也非常受欢迎,因为它将健走与社交生活有机地结合起来。

独行侠

独行是健走的最大乐趣之一。不必顾及其他人,你可以测试自己的最快时间,按照自己的节奏配速,感受自己身体的力量和内心的愉悦。当忙碌一天希望宣泄一下或者要备战马拉松而练速度时,独自健走是首选。

如果你有问题需要解决,独自健走会给你很好的思考机会,免于被打扰。身体机械式运转,可以使你的思维更加自由而进入沉思状态。一个问题在脑海里翻来覆去地思考半个小时,一般就会找到解决方案,我通常是这样。

很多朋友发现独自健走有利于产生创造性思维。出发前你可以事先准备好一个需要聚焦思考的主题,但开始健走后就必须把注意力放在周围环境上,将身体的各种感觉器官全部打开,来体会周围的一切事物:路人、建筑、动物、花草和树木。保持稳健而轻松的步伐,不要强迫自己思考一些具有灵感的想法,但要相信它们会在健走过程中自然而然且毫不费劲地从潜意识中浮现出来,成为一种意识。在健走腰包或臂包里放一个小便笺簿和一支笔,这样就可以快速记录下你的想法。以上话题还可以换个角度来讲:健走式冥想(见82~83页)。

值得注意的是,独自健走时一定要确保你选择的路线是安全的,不会发生交通事故或遇到坏人(见116~117页)。

健走双侠

当你缺乏健走动力时,需要找一个朋友共同健走,这常常可以让你走出家门动起来,并且使健走变得有规律而更加频繁。选择一个双方都能接受的路线和训练计划,轮流控制速度。这样可以使你的身体素质得到持续提升。专注于提高身体素质同样是健走的目的。

健走中交谈可以使时间过得快一些,同样也是评价健走强度的试金石(见34~37页)。如果你健走时可以毫不费劲地交谈,那节奏可能过于轻松;在中等节奏或高节奏健走中,你仍然可以保持交谈,但你可能略微有点呼吸困难。如果停止交谈你仍然上气不接下气,那么你的节奏偏快,应该慢下来。

> **独自健走**
>
> 独自健走前你需要仔细制订健走路线,确保自己不会进入不安全的邻近区域,带上常用的安全用品,每次健走及健走中及时告知联络人你的去向。独自健走是令人精神振奋且能有效增强个人能力的一种经历,但一旦你感到不安全,就毫无乐趣可言。

健走团

健走团队除了使成员们建立深厚友谊外，同时还为你的勇气、欢乐提供源泉，带来源源不断的欢声笑语。团队的归属感及共同目标的认同感是不可替代的。健走给大家提供了一个聚会的场所，这里有机会遇到志趣相投的人，能维持长久的友谊。一个事实是，健走团队的规模越大，成员越多，则大家的水平越是参差不齐。试着与健走能力相仿或者略比你强的人结对，这样就将大的团队按能力分为了多个小团队，就可以在小团队里组织活动了。

健走团队通常是非正式的组织，成员可能是朋友、同事等。也有一些正式的健走团队或俱乐部，通常你可以在当地报纸或体育运动中心找到它们的活动信息。大部分俱乐部也会收会员一点钱作为运行费用。

和朋友一起健走是保持积极性和坚持训练计划的好方法。这可以让锻炼变成一种社交。

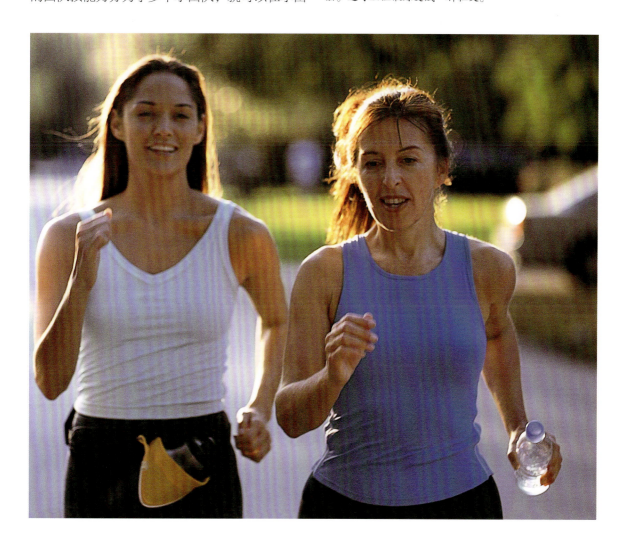

减肥式健走

如果一个人在一周之内参与4次健走，每次45分钟，那他在保持原有食量的情况下，一年内体重可以减轻8公斤（18磅）。坚持健走并配合健康、科学的饮食，持之以恒，你就会达到自己理想的体重。你会觉得这太神奇了。

写日志

不管你的目标是减重2公斤（5磅）还是22公斤（48.5磅），为实现目标你必须要遵守三点。第一点是坚持每天写健走日志。第一周你可以简单写下你都吃了些什么（见99页的健康食品）。内容不需要与健走前有任何变化。接下来的三周你需要详细记录你每天的食谱、健走的时间、地点、配速以及身体感受。你必须真实记录，不能忽视任何细节。这样你就容易发现自己的缺点与优点，并采取有针对性的行动。

在日志中记录下你期望一个月后的理想体重，它必须是切实可行的。一般来说，减肥最好控制在每周减0.5～1公斤（1～2磅）。如果超过这个量，你身体减掉的不是脂肪而是水分和肌肉。如果你开始体重下降较慢，没有必要灰心。因为这是一种正常现象，尤其是你在健身的情况下，会长肌肉，而肌肉组织的质量明显高于脂肪。你对自己衣裤的合适程度更能说明减肥的效果。人一天的体重是有波动的，所以每周在固定的时间称一次重就可以了。

动起来

第二点是必须动起来。原理很简单：只要进行有氧运动来燃烧你体内的热量，在没有控制饮食的前提下你的体重也会降低。健走是一种对人体具有较低损伤的有氧运动，一个体重70公斤（150磅）的人以相对轻快的步伐健走一小时大约消耗300卡路里的能量。如果你配速更快，或更重一些，消耗的热量会更多。健走同样可以增加人体肌肉含量，体内的肌肉—脂肪比越大，新陈代谢速度就越快。新陈代谢速度指的是在正常生理活动中（包括睡觉）身体燃烧能量的速度。所以健走不仅可以降低你的脂肪含量，同时也

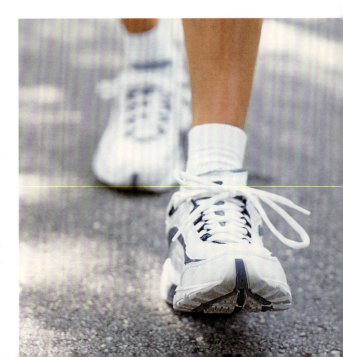

健走可以有效燃脂，还可以使你变得强壮，身材更棒。你可以吃各种各样的健康食品，但当你想要减肥，就得控制好量。日志可以帮助你发现自己是否吃得过多，为什么吃多，同时也记录了你健身计划的成功之处。

可以增加你的肌肉含量，起到燃烧体内能量的作用。

为了达到减肥目的，建议你一天健走10 000步（其中4 000～6 000步应为连续健走）。使用计步器记录你健走的步数以及燃烧的热量。佩戴一块心率表（见32～35页）可以让你的心率维持在能够有效燃脂的心率范围内。使用176～181页的减肥训练计划来辅助你制订健走计划（包括拉伸和力量训练计划）。

健康食品

第三点是必须开始尝试健康饮食。我个人不建议速食品，因为这些食物只能给你提供短期效果，不能提供你想变得更强更有活力所必需的营养。

在饮食方面，你大可不必为了减肥而减少食量。第一周你就按平时正常的饮食进餐，记录下每天吃的所有东西，以便给自己一个食量的直观感觉，还要记录健走情况。一周后你会发现，就算没有节食，健走也是一个很好的开端，通向你向往的好身材。但这并不意味着我们不需要在饮食方面有所改变。例如，可以慢慢地用一些健康食品（如糙米、意大利面等）代替精加工食品。同时可以适当地多吃一些蔬菜、全麦类和豆制食品。

就算你真的计划减少食量，但也一定要吃早餐来激发你身体的新陈代谢。每天吃五顿到六顿，遵循少吃多餐的原则。这样既保证了你有足够的能量维持正常的新陈代谢，又不会让你被饥饿折磨。平时要多喝水（见84～85页）。脱水会让你有饥饿的错觉，而不是以为只是口渴。脱水还是体重增加的原因之一。对每天的饮食做充分的规划，特别留意食物的含糖量与脂肪量。进餐时食物要进行充分咀嚼。最好不要把自己的规划打乱，除非是应对某些特殊的场合。

减肥计划成功与否取决于你对所吃食物的认识，然后做出正确的选择，一步一个脚印地去实现它。

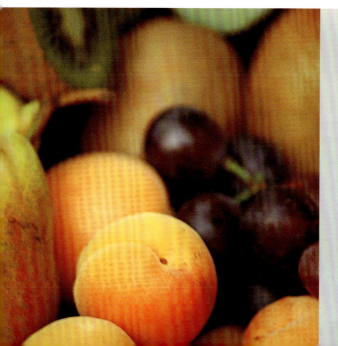
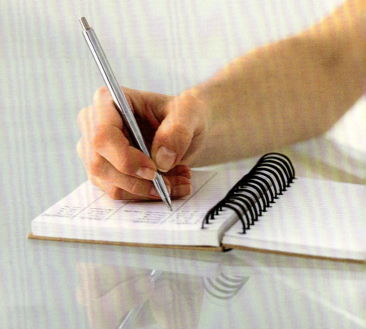

孕妇健走

怀孕期间，保持健康和强壮会给你更多所需的能量，你就不会觉得那么累。健走是一项低强度且有益于心血管的运动，在怀孕期间甚至怀孕后期，你都可以进行这项运动。坚持健走会使你的肌肉变得强壮而灵活。这对于怀孕甚至是分娩都是非常重要的。

如果你已经是一位健走者，在怀孕期间（哪怕是怀孕早期）你也可以坚持健走，只是需要降低强度。万一出现了并发症，你应该及时与医生咨询你的运动情况。如果你不曾参与健走，或者怀孕前本来就很少运动，那你同样要咨询医生健走是否合适。如果你的身体状况并不好，那么你没必要开始这项运动。这对于健走初学者来说非常重要。试着每周健走三次，每次20～30分钟。

健走时身体要有节奏感，一旦你觉得过于劳累、呼吸困难或者不舒服，必须马上停止运动。尽量在你家或单位附近健走，免得你过于劳累。健走前后和健走过程中都要注意补水。

技术改进

怀孕期间，你需要对自己的健走技术进行一些改进。在你刚怀孕或怀孕初期，你的身体会释放某种松弛激素，该激素会使你的关节软化松弛，以便宝宝的出生。这样如果你在孕期不是很小心，你的关节在拉伸或做其他活动时很容易被过度拉伸。听上去好像我们的身体会变得更加敏捷，但一定要量力而行，尽量避免因此而受伤。

怀孕期间健走的步伐应该比平常小，以免臀部运动过大被拉伤。尽量进行低强度健走，和平时走路一样将脚部贴近地面。请注意，无论处于什么时期，都不提倡孕妇参加任何形式的马拉松。

怀孕三阶段的健走

在怀孕初期（1～13周），你可以按以前的路线健走，只是把强度降下来。不要在炎热潮湿的天气健走，因为研究表明这种过热天气运动可能会引起胎儿先天性缺陷。

在怀孕中期（14～26周），为了避免对背部造成过大的负担，要时刻注意自己的走路姿势（见40～41页），两眼平视前方。不要在不平坦的路面（如铁路、沙滩）上健走，最好选择沥青水泥路面。在怀孕中后期，体重对脚踝的压力越来越大，你要特别留意鞋子是否有力地支撑了脚踝。你的脚还有可能出现孕肿，导致你需要一双大一号的鞋。

在怀孕后期（27～40周），只要身体允许，就要坚持健走。你只需要放慢脚步。这一阶段不适合高强度的健走，不要让身体感觉不适。

与孩子一起健走

分娩后4～6周，你就可以恢复健走运动了。你可以用背带或者全地形婴儿车带着自己的孩子一起健走，但一定要留意自己的姿势。健走时保持胳膊弯曲，与肩膀一起摆动。如果你的孩子年龄已经较大，使用背带可能对你的健走姿势和技术更加有利。

猫式伸展

猫式伸展是一个瑜伽动作。这个动作在拉伸你下腰、加强你腿部力量的同时,不会对腹部造成任何压迫。它能够锻炼你的平衡能力与注意力,使你更加强壮且精力充沛。怀孕期间使用猫式伸展替代全身的拉伸(见66~67页)。

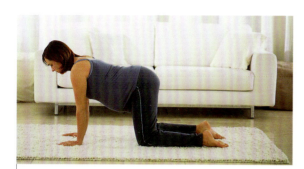

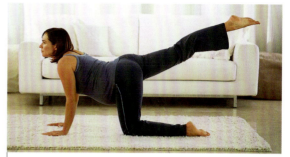

1 开始时手脚着地跪在地上,双手与肩膀平行,膝盖与臀部平行,胳膊伸直但不要僵硬,眼睛看向地面。一定要确保你在做这个动作时是舒服的。

2 深吸气,缓慢地向后抬起你的右腿,脚尖绷直,同时抬起头。感受大腿后侧的用力和脊柱的拉伸。

3 现在绷直脚尖弯曲你的右腿,慢慢呼气。这个动作保持几秒钟,然后慢慢恢复至初始动作(1)。另一侧重复上述步骤。一旦你熟练掌握了分解动作,可以将2和3的动作连贯起来做。

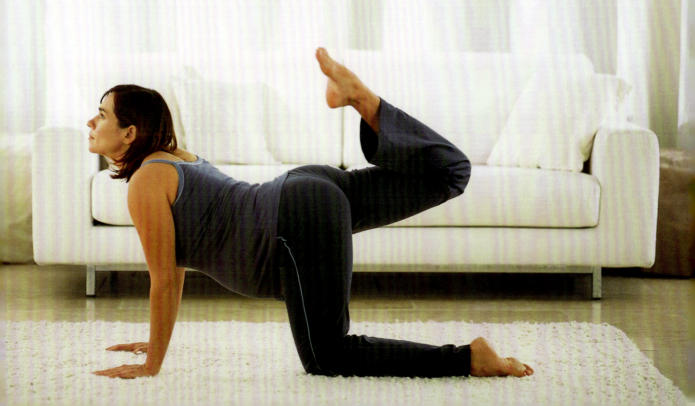

和孩子一起健走

体育活动对孩子健康成长非常关键。你越早让孩子经常性地接触健走,孩子就越有可能将其坚持到成年。与孩子一起健走(不论是快走还是简单轻快的散步)是让他们动起来的绝好方式。你会为他们树立良好榜样,同时给他们灌输这样的思想:健走是一项很自然、很正常的运动。

统计表明,发达国家的孩子变得越来越不喜欢运动,体重越来越大,健康状况越来越差。相比以前,孩子在学校里的运动量越来越小,而看电视和玩电脑的时间却越来越多。体育活动的观念是从小培养的。家长和学校非常重要的一件事就是鼓励孩子们动起来。现在通常的建议是孩子每天进行中等强度体育活动(如户外运动、舞蹈、骑行等)的时间不少于30分钟,同时还要每天辅以日常活动(如园艺和走路)。这些活动让孩子们学会运动的技巧,变得更强壮,让他们旺盛的精力得到释放。同时还可以强化他们的思维,使精神健康。尽早让孩子参与健走,早到怀着他们的时候(见100~101页)。

让健走充满乐趣

让孩子养成健走的习惯,每次30分钟到一小

除了健走,尽可能多地让孩子参与有趣的体育活动,使孩子动起来并且学会各种运动技巧。

步行上学

大清早进行体育运动,可以让你和孩子驱除睡意,保持警觉性,做好准备面对新的一天。让孩子自己步行上学可能不太现实,特别是路程较远的情况下。如果可以和孩子一起步行,这也是与孩子相处特别好的一种方式。如果方便,你可以与其他家长一起弄一个值班表,大家轮流监督孩子们步行去学校。

有时孩子可能希望自己步行去学校。千万不要让他们走一条你们没有一起走过的路线。你必须确定一条安全路线,大致估计步行时间,以便你清楚孩子什么时候到校或到家。务必确保孩子有小伙伴一起去学校和回家,最好是一群孩子一起走。毕竟安全是第一位的。

时。如果你的孩子比较爱动，每周至少健走一次。如果，你的孩子是个电视迷，不爱动，那就每周带他去健走三次以上。健走是大部分3～7岁孩子的好伙伴。他们虽然速度较慢，如果你尽量慢一些，他就会跟上你。可以估计你家孩子能走多远：多少岁就多少公里（或0.5英里）。也就是说一个3岁孩子应该走3公里（2英里）。同时健走时要保证充足的休息时间。还必须意识到一点，每个孩子的运动能力是有很大差异的。

如果在路上有一些可观赏的事物或可做的事，孩子会走得更远。所以你可以选择不同的路线（见38～39页），比如公园、溪流边、森林。他可以在沿途收集有趣的东西或者玩侦探游戏。把玩具店作为你们健走的目的地，孩子把健走和娱乐联系在一起，他们就会想去了。健走时别忘记给孩子带足够的水。

对于年纪稍大的孩子，可以为他们设计一条简单易懂的地图路线。这个年龄的孩子喜欢自己制订健走路线，这时你可以教他们一些有用的生活技能。小物件通常是很管用的，健走时带个计步器对孩子们也是一种吸引。可以在家里制一个表记录他们的进步，也可以引入奖励制度。

健走活动

大多数孩子并不喜欢竞技性健走活动，特别是可以拿奖或赢T恤的活动。所以很多慈善健走活动反而是一家人的理想选择，你还可以在活动中与孩子分享自己的爱好。孩子们特别喜欢为他人筹款，所以不管金额多么小，也尽量支持他们的行为。

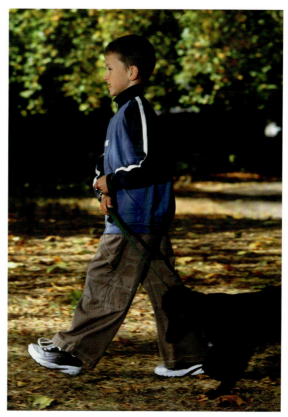

健走对孩子是一项极好的运动。在不同环境和天气下和他们一起健走会让他们对该运动的兴趣一直持续下去。

青少年健走

对青少年来说，健走是他们控制体重保持健康的理想方式。青少年喜欢挑战，像远足或定向越野这样的活动会激发他们的兴趣。定向越野是一项在地图上指定的控制点之间快速导航找准路线的运动。这项运动在乡村玩更有趣，而且可以说是相当累人。找找你所在的地区是否有那种常组织活动的定向越野俱乐部。

健走活动和马拉松往往都有17岁以下这个级别。该级别越来越受欢迎，有很多人参加。

慈善健走

如果想给自己找一个愿意付出且积极向上的健身动机并设定一个个人目标,最好的方式就是参加慈善健走。加入一次慈善活动,你将认识很多志同道合的朋友,为了同一件有意义的目标而筹集善款。这种动机很多,从环境与野生动物到孩子的福利或疾病等等。在你周围肯定有适合你的能力和兴趣点的慈善活动。

第一次慈善健走

如果你有自己喜欢的慈善机构,可以了解他们是否有慈善健走活动,并打听清楚健走距离。现在有很多赞助商赞助的慈善活动你都可以参加。无论是社区性质的还是全国范围内的慈善健走,慈善机构都很欢迎你们参加。

在确定参加慈善健走活动之前,需要明确你有时间参加他们规定的培训。对于短距离健走者、初学者或者那些不想参加大型挑战健走活动的人,有很多5公里(3英里)和10公里(6英里)的健走活动可以参加,并且这也是理想的距离。

如果你身体强健,备战这样的活动可能三四周已经足矣,但如果是参加全程马拉松,可能就需要备战三个月。针对你要参加活动的健走距离,你可以根据140~187页的训练计划安排锻炼。

由于每个活动的关门时间是不一样的,在你确定参加某项健走活动之前还要留意活动的关门时间。有些马拉松比赛同样接受健走的方式,这种比赛的关门时间一般会是6~7个小时。如果你要参加这种比赛就必须好好训练,因为只有在关门时间内完成活动你才会有完赛奖牌。但其他健走活动的要求并没有那么高,可以让不同能力的人都参与进来,甚至和你的家人一起参加。即使是这样你也可以选择,要么设定一个目标独自完成比赛,要么与其他人一起健走。与其他人一起训练不仅锻炼了交际能力,还可以交到很多朋友。团队精神的核心就是:当你需要动力和鼓励的时候,它们会随时出现。

赞助与筹款

对于比较出名的健走活动,想参加的人数远远大于参赛名额。而这种活动往往有慈善报名通

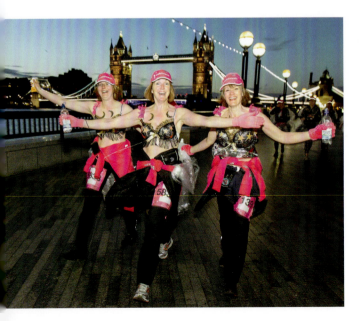

Walk the Walk组织了极具标志性的太空漫步活动。活动中所有健走者都穿着带有商标的胸衣来筹集善款用于乳腺癌研究,同时也让大家更多地了解这种病。

道。这种通道一般有一个最低赞助费,对任何能筹集到这个数目善款的健走者来说,这种方式是可行的。当你想通过这种方式报名时,你要考虑自己是否能很容易地筹集到所需的善款,这很重要。有时候需筹集的善款数额巨大,如果筹不到那么多,慈善机构就要赔钱。为了最大限度地筹款,你还可以利用互联网进行筹集。你所选择的慈善机构可以帮你出谋划策,让你更加顺利地筹集到更多善款。

更上一层楼

如果你已经完成了一次较短距离的健走,而且很享受这次经历,你就可以更上一层楼尝试一次16公里(10英里)的活动、半程马拉松(21公里约13英里)、全程马拉松(42.2公里约26.25英里)甚至是超长距离比赛(如100公里)。

对于健走者来说,出国参加比赛无疑既兴奋又具有挑战性。如果你没有其他特殊理由,你可以找一个慈善机构资助你的旅费,前提是你要完成一定数额善款的筹集。这实际上是共赢的,你有了旅费,而慈善机构筹到了更多的善款。对于那些特别想实现自我超越的健走者,有很多的健走活动可以参加。经典的城市马拉松有纽约马拉松、巴黎马拉松、柏林马拉松和中国的长城马拉松。现在也有很多161公里(100英里)的超长距离比赛,比如著名的为期四天的荷兰奈梅亨越野赛。这些比赛主要针对跑步者,所以你事先要确认清楚比赛是否对健走者开放。一旦你确认报名参加这样极具挑战性的比赛,就要认真阅读组委会给你的材料,对于比赛当天的重要细节一定要留意,尤其是咨询台、补给点、厕所和医疗站的位置。

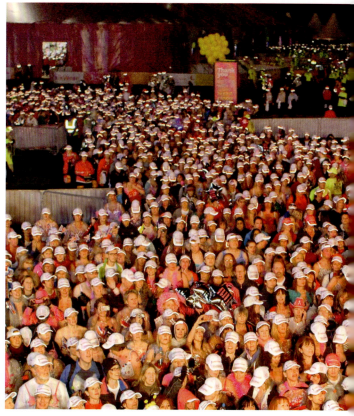

马拉松的起点总是令人兴奋不已,观众和志愿者会给你无限动力。把你的名字写在参赛T恤上,这样他们会不停地为你加油。

Walk the Walk是我创立的慈善机构,它主要致力于英国境内或者全世界的慈善健走活动。善款主要用于重要的乳腺癌研究及健走推广,因为健走是人们保持身体健康和防癌的重要手段。我们的活动包括5公里(3英里)健走、不同长度的马拉松赛、秘鲁穿越甚至是北极体验。我们的著名活动——"月球漫步"在伦敦、苏格兰、冰岛和纽约都有举行。活动非常壮观,夜晚时分,成千上万的健走者一同完成一个马拉松距离。针对我们的活动,你可以看看健走训练计划(见140~187页)。

竞走

参加竞走比赛是保持健走激情和关注的好方式。你要明确一个自己能够应对并能安全完赛的目标。不管你曾参加过多少比赛，当你通过自己的努力跨过终点线获得奖牌时，依然会兴奋不已。如果你是一位追求速度的健走者并且希望自己能更快，那就参加不同类型的比赛，快走或竞走都可以。

大多数竞走比赛在公路上进行，参与者多为跑步者，但健走者同样可以参与其中。现在有的马拉松比赛还专门有健走类别的分赛。通常一个强壮且速度较快的健走者在比赛中可以跟上跑步者的节奏，所以不要害怕参与这种比赛。但要特别注意的是：在比赛中，不要阻挡跑步者的路，不要妨碍他们超过你。

竞走比赛非常有趣，尽管大部分人参与比赛只是单纯地为了赢得比赛或是创造自己的最好时间记录，但同时很多比赛也具备慈善筹款的功能（见104～105页）。各地都有很多不同距离的竞

竞走是健走者公认的比赛运动。全世界的健走俱乐部都会组织不同长度的大众健走比赛。

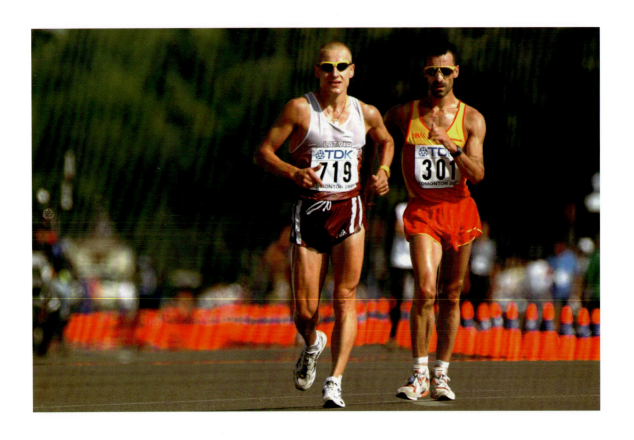

> **比赛装束，新不如旧**
>
> 许多人容易犯的一个毛病就是在参加马拉松或竞走比赛时穿新衣服甚至新鞋（这更糟糕）。我的建议是比赛当天的着装应该和平时训练保持一致，包括衣服和装备，这样你就不会在比赛当天发生任何意外的事情。尤其是穿的鞋子，新鞋很容易把脚磨出水泡。

走比赛，你一开始可以选择较短距离的比赛，然后逐步过渡到参加马拉松。

参加马拉松

如果想参加马拉松，一定不能低估平常的训练量。马拉松的长度为42.2公里（26.25英里），健走一般需要花费5~10个小时才能完成，这对你的脚是个很大的考验。你赛前最少应该有3个月的准备时间，尤其是如果你还想获得不错的成绩。如果你以前没有参加过健走，那你就需要更长的时间去准备，通常为12~18周。你在170~175页可以找到详细的训练计划。

能否完成马拉松，50%是靠你的意志和坚持完赛的信念。如果你身体健康且有较强的健走能力，那么比赛的目标应该是整个赛程保持又快又稳定的配速。在备战比赛的后期，你还需要改善一下饮食习惯。关于备战马拉松的日子里你该吃什么或者喝什么的建议请见90~91页。比赛当天你只需要穿上你平时的训练服（见上面方框中的小贴士）。脚步保持轻快有助于你的比赛发挥（见18~23页）。用凡士林涂抹你的双脚，这可以防止比赛时脚上磨出水泡（见128页）。

快走与竞走

当你的健走速度维持在8公里/小时（5英里/小时）或者更快时，你会很自然地发觉自己想跑起来。这是因为在高速移动的状态下，跑步是最舒服的运动方式，同时也是最节省体力的一种方式。可如果你仍坚持健走，并稍微增加健走的强度，你会发现自己仍是在快走。实际上，快走就是一种温和点、缓慢点的竞走方式。有趣的是，快走和竞走相对于跑步会消耗更多的能量，燃烧更多的热量。从快走过渡到竞走相对简单，如果你能够加入某个俱乐部接受专业教练的指导，将会受益匪浅（见170~175页，全程马拉松健走）。

关于竞走，有两个主要规则必须遵守，在这里说明：第一，竞走者必须时刻与地面保持接触。也就是说，前脚在后脚离开地面之前必须着地。第二，前腿的膝盖在双脚接触地面的瞬间必须保持笔直，直到大腿垂直于地面。这样的限制导致当你的重心从身体的一边转移到另一边时，你的臀部会不停地晃动。这是竞走者独一无二的运动姿势。

竞走是一项耐力运动，但与快走相似，这项运动也具有低强度的优点，所以运动受伤的风险非常低。这是一项全世界都非常普及的运动，有各种俱乐部。俱乐部成员会非常热情地欢迎新成员。无论你处于什么水平、年龄多大，他们都乐意帮助你。

竞走是一项重要的体育运动，是全运会和奥运会的比赛项目。俱乐部的训练距离从1.6公里（1英里）跨度到161公里（100英里）或者更多。

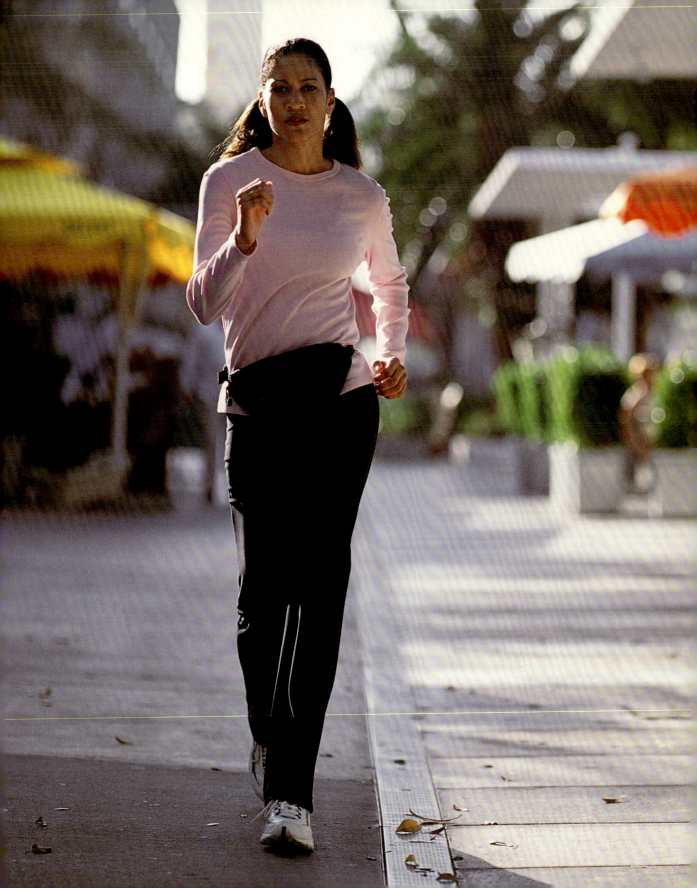

7 户外健走及相关内容

你几乎可以在任何地方和时间健走。所以健走是保持身材最方便的方式之一。只要你有合适的服装和装备，即使是极端天气也不会对健走构成威胁。有时候你可以试着把走路与登山结合起来，甚至可以尝试一些其他地形。这不仅对你的身体是个挑战，同时还能让你保持健走的积极性。

> 一日之计在于晨，清晨散步是美好一天的开始。
> ——亨利·戴维·梭罗

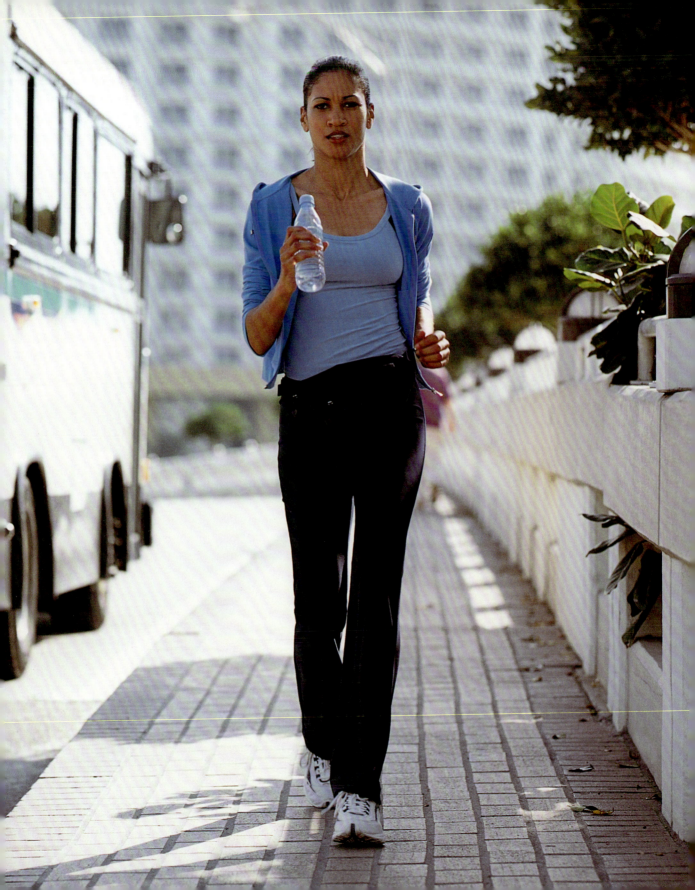

道路健走

道路为健走者提供了便利。道路的优点是它们表面通常很平坦,这样对脚踝和膝盖的压力就较少,从而降低了受伤的风险。道路健走尤其适合间歇训练。尽管可以在任何地形下进行间歇训练,但道路越平坦,就越有可能让你专注于自己的速度和动作要领。

如果你正考虑参加一个长距离健走活动,你需要有在柏油路上健走的丰富经验,因为大多数活动都是在道路上举行的。间歇训练应该作为你训练的一部分,它有助于提高你的健走水平。

间歇训练

心脏同其他肌肉一样,都需要锻炼。而间歇训练就是专门针对心脏的训练。训练就是交替进行高强度的快走和低强度的慢走。这种训练使你更强壮,有氧运动的能力更强。高强度快走期间应该竭尽全力,慢走使你恢复正常的呼吸,调整好节奏,做好准备进行下一次高强度快走。

间歇训练对燃烧脂肪非常有效。快走很难受,但它可以加快你身体的新陈代谢(见98~99页),使你在健走完18个小时以内仍会不断地燃烧脂肪(卡路里)。

在你进行任何健走运动之前都必须做好热身和拉伸(见68~72页),一旦你身体变暖变灵活,你就可以进行间歇训练了。快走和慢走的长度和强度完全取决于你的健身水平。如果你水平

在道路上健走可以让你更有效地为长距离健走做准备,并且更有利于开展间歇训练——一项高强度的燃脂有氧运动。

较高,你快走的强度不一定适合那些水平较低的健走者,他们的心脏受不了那样的压力。所以在间歇训练前务必让你的医生判断一下训练强度是否合适。

快走更具爆发性,一般要持续30秒到3分钟。慢走的时间可以长一些,持续2~15分钟。刚开始时你可以遵循1:2的间歇间隔比。比如先快走1分钟,然后慢走2分钟。这样不管你是觉得困难还是容易,你都可以调整间歇间隔比。随着你健走水平的提高,你可以尝试将间歇健走比调整为1:1,即快走和慢走的时间相同。

将一次快走和一次慢走合起来作为一个周期,间歇训练时应该保证每个周期的强度相当。一开始快走速度不要过快,这样避免你后面的周期无法重复进行下去。和其他健走活动一样,间歇训练完之后都要做好放松和拉伸(见68~72页)。间隔训练具有挑战性,每周不要太多,两三次就够了。如果用记日志的方式来监控你间歇训练的进步,你就会发现间歇训练的好处。

跑步机(见136~137页)可以很容易地精确监测每次间歇的长度和速度,所以它对间歇训练非常有用。跑步机有减震功能,所以健走时感觉履带比地面柔软一些。

越野健走

在不同地形的小径上健走，会给你带来与道路健走不一样的愉悦。登山是增加健走强度、提高耐力和燃烧更多脂肪的绝好方法。在不平的地面上健走还能考验你的平衡能力。要想从越野健走中收获进步和快乐，需要先改变你的健走技术和着装。

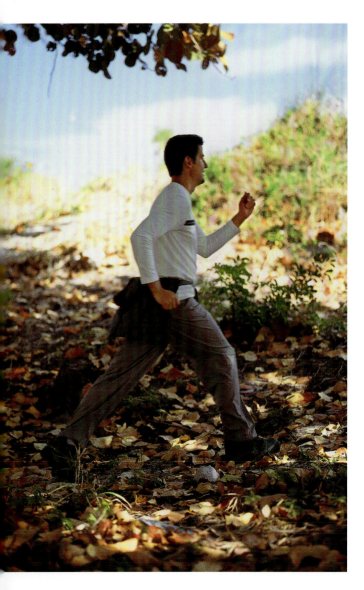

越野健走最苛刻的一点就是要学会在山里导航，不要迷路，你必须学会这个。山里健走训练的方式同道路健走是相同的，刚起步的一小段距离要慢走，然后逐步快起来。刚开始时如果你不适应越野健走，可以从道路健走逐步过渡到越野健走，或是在跑步机上练习时一点点地增加倾斜程度。大约两个星期后，你的腿应该就会习惯用力时坡度与道路健走的差异。目前遗憾的是还没有合适的方法让你练习走下坡路。就算很厉害的健走者，有的也会觉得下坡非常难。

改变健走技术

为了使自己登山更容易，你可以减小步幅，身体比平时健走时更加前倾。下坡时也要减小步幅，身体后仰一点，并且不要太快。下山听起来很容易，真实情况是下山和上山一样难，因为你下山时双腿所要承受的力量是你正常体重的1.5倍到5倍。这会给你的四肢和关节带来额外负担，你刚开始下山时甚至会觉得这些地方有点痛。

当你在崎岖的山路上越野健走时，你的脚

在不平坦的地面上健走可以锻炼你身体的不同部位，但你需要选择更加合适越野健走的鞋子和衣服。

北欧健走

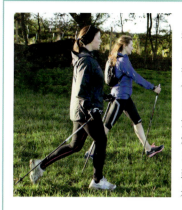

北欧健走是一项锻炼心肺功能和耐力的运动，它可以锻炼各方面的能力，而不仅仅是"嗜走者"为了寻找新鲜刺激。这项运动在那些行动不便的人中应用广泛，比如因为药物原因而需要辅助物才能健走的人，再比如受伤处于恢复期的人。该运动的锻炼强度可以根据实际情况而定，你可以去自己想去的地方，从城市道路到乡间小路都可以。唯一需要的装备是一对健走手杖。手杖一定要选好类型，并且使用时一定要调整好长度。这样才能很流畅地使用它们，要有一种它们是身体的延伸物的感觉。掌握了手杖使用技巧之后，它会减少行进过程中对膝盖和下肢关节的受力。正确地使用手杖还可以让你比平时走得更快，从而走得更远更久。开始用手杖时，建议你参加当地的一个团队。队里的教练会教手杖的正确使用方法。你还可以和志同道合的健走者结伴而行。

踝、膝盖、臀部和下背部都会发力帮助你平衡。你大腿外侧的肌肉（外展肌）也会比平时更加用力。锻炼这些区域的肌肉和身体的核心肌肉（见54~59页），它们在你健走时都会发挥作用。

着装和有用的附加功能

健走时是否感觉舒适，关键在于穿什么样的运动鞋，尤其是你要连续不断地在崎岖不平的山路上健走的时候。你的鞋子最好是高帮的，这样就算是走在没路的荒地上也显得容易一些。戈尔特斯这个牌子的鞋很轻，保护性好，还防水。你穿的鞋要给脚趾留有足够的空间，因为在下坡时你的脚会往鞋尖出溜。

如果是冬天在崎岖的小径上健走，需要穿一双结实防水的登山鞋。这种鞋子可以最大限度地保护你的脚踝，支撑你的膝盖，从而不会崴脚。无论你穿什么鞋，在进行长距离健走之前你必须习惯它，习惯它的重量和穿着它走路的方式。

如果越野健走的难度并不大，你也可以穿和平时健走一样的衣服（见24~25页），但你最好换上轻便的裤子或运动型短裤。山里气候变化多端，即使温暖明媚的天气也有可能很快变得又湿又冷，所以要准备好冲锋衣、羊毛衫和防水服。如果是更极端的情况，最好咨询一下专家所需的特殊装备（见114~115页）。

如果你要出去健走一整天，那就背一个小背包，不要只带一个腰包（腰包太小，无法装下你健走所需的所有物品）。背着背包先在平坦的道路上适应一会儿它的重量。你需要带上足够的水，还要带点食物、驱虫剂、防水服、该地区的详细地图（安全相关内容见116页）和一个指南针。出发前你必须搞懂地图，了解图中符号的含义，这点非常重要。

如果你在崎岖或陡峭的山路上健走，手杖就非常有用。它们有不同的重量，并且现在有的手杖还能发光，用来照明或发出各种信号。手杖可以帮助你平衡，尤其在下坡的时候。

最后再强调一下安全。尽管健走越来越普及，但最好不要独自行动。你可以和朋友一起健走，也可以加入某个团队。

不同天气健走

极端天气健走确实是一个挑战，但也很少出现那种特别糟糕的天气，让你没法健走。走在嘎吱嘎吱的初雪上或是让阳光温暖你的脸庞都是特别美好的经历。要想在极冷或极热的天气下健走，必须做到穿衣正确、清楚自己的极限，尽量多学技能。这些是很重要的。

经常查看天气预报，这样你就清楚今天是否适合健走和应该做什么样的准备。即使是专业人士，在不适合的天气出去健走也会出现问题。特别留意温度高于35℃（95℉）或低于-23℃（-10℉）的天气，在这种天气下健走非常不安全。

如果天气特别热，温度高于26℃（80℉），健走时就要非常谨慎，要放慢步伐。同时还要留意空气湿度。如果湿度太大，空气中的水蒸气会阻碍汗液蒸发，无法有效降温，会让你的体感温度增加5℃（10℉）。中暑和轻度中暑都是挺严重的事情。为了避免中暑，选择一天中凉爽的时候（上午11点之前和下午3点之后）健走。你可能还要放慢脚步，对自己的体感时刻保持警觉。一旦有头晕或头痛的迹象，立刻停止健走并降温。

另外，还要留意风寒指数，它可以把阴冷的天气变得更加地冻天寒。寒冷的天气下健走，心脏必须加倍运转才能给身体保暖。如果你心脏有问题，选择在寒冷天气健走之前应该咨询医生。为了避免一天中天气最恶劣的时间，你可以选择在中午和最温暖的时候健走。

在炎热的天气里保持凉爽

在热天健走要喝大量的水以防止身体脱水。这种天气下你的排汗量比常规天气多得多。为了补充排汗所带走的水分，饮水量应该是平日的两倍。健走前后分别喝0.6升（1品脱）的水，健走时正常补水，至少每15～20分钟喝一次。

当你全神贯注地健走时，可能不会意识到太阳强度的变化。等意识到时可能也晚了。要穿浅色或白色衣服，这种衣服可以有效反射太阳的热量。要穿吸湿排汗的速干衣。如果条件允许，可以买件防晒服。这些衣服的防晒系数（SPF）在30～100的范围内。穿的衣服要能遮盖全身。必须戴帽子，最好是那种能把脖子后面都遮住的帽子。还要戴防紫外线的太阳镜。全身都要涂上防晒霜，衣服遮住的地方也要涂。健走时要过一会

保持凉爽

在你出发前装半瓶冷水，然后在里面加半瓶冰。至少在冰完全融化前，你都可以喝到冷饮料。

把一个旧棉帽子放在凉水中浸湿，再做一些小洞释放热量。戴这样的帽子会让你的头部保持清凉。

为了保持身体凉爽，你可以将一个喷雾器灌满水。健走时你可以用它来往四肢和身上喷雾，这样会让你保持更长时间的凉爽。

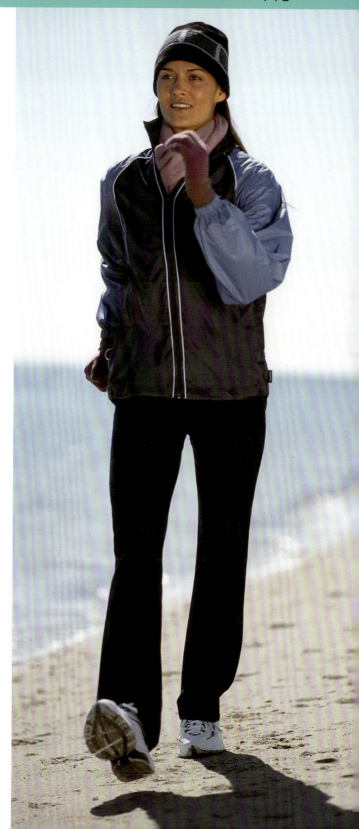

> **保暖**
>
> 　　调整步伐,让你的步幅变小,步频变大,这样心率会提高,让你保持温暖。
>
> ---
>
> 　　戴那种可以遮住耳朵的帽子,因为你身体60%的热量是通过头部散失的。
>
> ---
>
> 　　如果你真的感到寒冷,可以带一个便携式暖水袋。
>
> ---
>
> 　　如果你有哮喘,应该尽量呼吸热空气。可以戴一条围巾把下巴和嘴巴包住。

儿又涂,因为擦汗会把防晒霜擦掉。

防寒

　　在寒冷天气下,健走前有必要进行热身和彻底的拉伸。健走后一定要在室内做放松拉伸,迅速把衣服换掉以免受寒。

　　健走时穿两三层薄保暖衣。这种衣服透气性差,各层的热空气不易散失,从而可以有效保暖。如果你穿着热,可以脱掉它们。腋下和侧面有拉链的冲锋衣有一定的选择灵活性:透气或不透气。有连体帽的衣服是必需的,最好还要有束带,束带让帽子更贴合。大多数滑雪服能满足这个要求。要穿暖和的长裤子,但不要那种穿起来不灵活的裤子。买结实防水的鞋子,让你的脚时刻保持干燥状态。鞋子还要防滑。这样的鞋可能不会太灵活,走起来也不会那么快,但它会让你走得更久。

　　在寒冷的天气里,戴着手套结合强有力的摆臂,会让你上半身和双手变得温暖。

安全健走

无论是在繁华的都市还是在幽静的乡村小路上健走,无论是独自一人还是与团队一起健走,都要有安全意识。如今路上的行人比过去多得多,没有人能保证自己随时都安全。如果善于利用常识和一些实用的预防措施,你会感到自己做好了充分的准备,可以安全地享受愉快的健走。

安全健走的秘诀在于提前计划。第一步,确保便携式腰包里装上了所有的健走必备物品。还要带上水壶架。第二步,仔细规划路线。第三步,穿上易识别的衣服,不管正面还是背面都要显眼。其实什么时候健走或者什么天气健走并不重要,重要的是你穿的衣服随时都能被别人注意到。第四步,健走时带上手机,并且保证手机能接通。手机里要安装一个叫ICE的应用软件(一个应急求助软件,英文全称In Case of an Emergency)。这样就算手机锁屏的情况下,也能在屏幕上显示重要的医药信息和联系方式。你也可以用钢笔把这些信息写到衣服内侧。遵循这些简单的原则,健走就会变得更加轻松,感觉一切尽在掌控之中。

健走腰包中的必需品

接下来的清单里看起来好像有很多物品,但为了以防万一,最好还是都准备着。选择一个简洁的腰包,最好腰包上还有很多小口袋,这样分开放物品比较容易找(见28~29页)。

带少量凡士林,万一健走时鞋子磨脚,可以用来涂抹。如果嘴唇比较干燥(天气冷的时候容易这样),也可以用它来涂嘴唇。无论大小伤,纱布、用于包裹容易起水泡地方的绷带和胶带都非常有用。可以带一点纸和一只短铅笔,用于记录健走时你所想到的重要东西(我的很多创造性想法都是在健走时产生的)。带足够的钱,你可

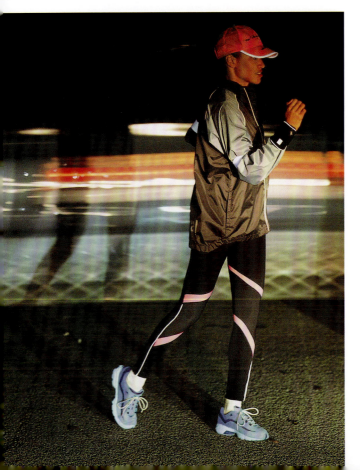

在夜里或光线不好的地方健走时,最好穿显眼的衣服、鞋和帽子。这样容易被别人发现,并且还能看出你在动,这对安全健走非常重要。

能在路上需要买水和食物，并且必要时你还可以打车回家，这也需要钱。所以还要在手机通讯录里存上当地出租车公司的电话。如果你常在车流量大经常堵车的地方健走，不想吸汽车尾气的话最好戴一个口罩。小的报警器也非常有用，要学会使用并在健走时带上它。还需要带个头灯，走夜路时需要它。

上述物品最好一直放在包里，以便你随时出发去健走。你只需要再带点水、钥匙、手机和一些零食（如香蕉和能量棒）即可。

路线规划

现在有很多手机应用APP程序可以下载，可以用它们来规划和标记健走路线，同时可以用来制订训练计划。如果你设定了一条路线，健走前最好白天开车去实地考察一下。你可以定期更改自己的健走路线，让健走既安全又充满乐趣。

在夜里或黑暗的地方健走

在夜里或光线不好的地方健走时，穿浅色衣服是远远不够的。穿显眼的装束会让你容易被别人发现，并且还能确认你在动。现在大多数运动鞋和运动服都有反光带，还可以单独购买一些安全物件。在光线不好的地方要戴上头灯，但最好选择你熟悉且光线充足的路线健走。

一个人出去健走很惬意，但一定要让别人知道你去了哪儿，告诉他你计划回来的时间。如果实在没办法必须经过你不熟悉的区域，最好找个朋友一起。冬天适合健走的时间非常短，为了安全起见，最好找人组成团队一起健走。

安全清单

用腰包装上你健走的必需品，用水壶架放水瓶，这样你的手就空出来了。

手机充好电，下载ICE应用软件，不要用手机聊天，也不要用其他电子设备，这会让你健走时分心。要时刻留意四周事物，比如动物、骑自行车的人、快速行驶的汽车及附近的行人。

如果没有人行道或者自行车道，那最好对着车流的方向走。不要去自己不熟悉的地方。

穿显眼的衣服并配上反光带。不然汽车司机不容易看见你。实在没有这样的装备，穿白色衣服也行。

带一个小报警器，并学会使用它，这样你健走时就更舒心。

一定要相信自己的直觉。如果感到不安，可以缓慢地深呼吸，这样会帮助你放松心情控制住自己。快速走到一个人多的地方，如果有必要可以找商店或咖啡馆求助。

健走时要显得自信，并随时留意四周环境。如果碰到陌生人，保持眼睛直视，稍微打量一下他及其周边。这会让他觉得，他的出现没有扰乱你。

在手机通讯录里存上当地出租车公司的电话。最好带点钱，必要时打车回家。

白天可以尝试新路线，健走前最好开车去实地考察一下。下载一个手机应用软件，让大家知道你健走时的路线。

避免不必要的危险，并做好充分准备。在决定冒险之前，可以问自己一些问题：我和谁一起健走？我或者我们要去哪儿？有谁清楚我在哪儿健走吗？我带好了所有健走必需品吗？我带的水足够多吗？我的手机电足够吗？更重要的是，健走时要用你的常识和直觉，不断对四周环境进行安全评估。

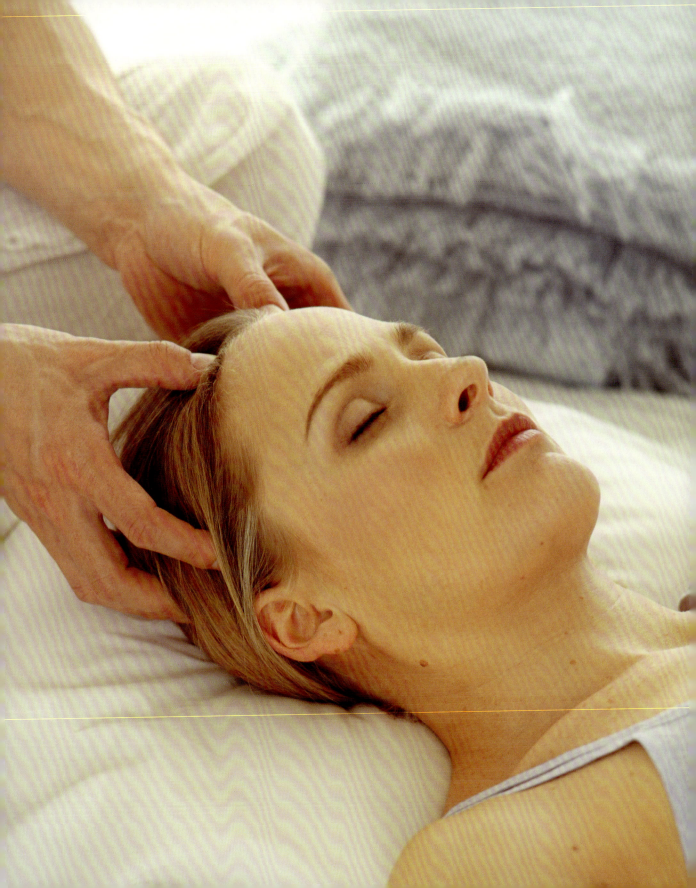

8 健走与保健

通常运动能让你感觉很棒,但仍需要花一点时间给自己的身体做个保健。常规的足疗、足底按摩可以有效地释放压力,放松身体,让脚步回归最好状态。做好拉伸和力量训练可以有效防止运动损伤,尤其是人体相对脆弱的地方。对那些小的毛病一定要立即采取行动,在家就可以处理。这时的措施一般既简单又有效。

生命不仅是活着,而且要活得精彩。

——马夏尔

了解身体

如果我们总是认为自己目前的身体状态已经很好了,就会忽略超负荷锻炼和受伤时身体的警告信号。这些信号是指身体某些部位的疼痛。本章你会学到如何诊断病情并治疗,如何预防健走中最常见的伤痛疾病。倾听身体的声音,坚守某些健康健身的原则,你就能做到远离运动伤痛。

当你开始健走,自然而然地就会更加关注自己的身体,无论结果好坏都会关注锻炼效果。一定要特别留意自己的身体,至少知道身体健康时是什么样的感觉。只有这样,当生活压力或疾病造成你不适时,才容易觉察问题。

识别身体信号

小的疼痛其实是人体做出的早期预警。学会识别并了解这些信号,才能决定当天应该是休息还是训练。如果身体哪里有问题,可能需要自己在家里先处理,如果仍不放心,或是疼痛过于剧烈或一直不好,那就谨慎处理,咨询一下医生。

开始健走后你可能会发现这个现象,如果旧伤在治疗时没处理好或没治愈的话,之后很容易复发并加剧,又或者感觉自己的身体平衡性大不如前了。不管上述哪种情况,你都需要及时找医生就医。

要想跟踪自己身体的变化,坚持写运动日志是一个有效的办法。记录下健走的距离和配速,并在旁边写下身体和精神两方面的感受。如果出现新的或不正常的疼痛,一定要在日志里详细描述。这样有助于找到病痛根源,并治愈它们,防止疼痛再次发生。

健康咨询团队

找一些能帮助你的人,在如何保持身体健康强壮这个问题上咨询他们。我的健康咨询团队就包括我的医生、按摩师、足科医生和针灸师。更加明智的做法是,提前搞清楚这些人的领域和特长,这样才能在有伤的时候知道去哪里就医(见188~189页)。

不仅是在受伤时需要咨询专家,平时如何保养也需要咨询专家。健走者一个常见的毛病是下腰疼,这主要是姿势不正确造成的。很多人习惯挺着腰大腹便便的走路姿势,要改掉这个不良习惯的一个方法就是定期做脊椎按摩,能很好地预防病痛。

放松冥想

可以用放松冥想来提高对自己身体的意识。它教你如何放松身体的每一个部位,并让身体对生理变化变得特别敏感。

- 舒适地坐着,放松四肢和躯干,深呼吸。
- 首先把注意力集中在头部的顶部区域,然后再向下把注意力集中在头皮和前额,感受它们的紧张程度和压力。
- 再将注意力转移到面部。这是身体上一个常见的紧张区域。检查一下自己眼睛是否温柔,嘴、舌头和下颌是否放松。
- 然后再将注意力一步步往下集中到脖子、喉咙、肩膀、胳膊和手上。
- 伴随呼吸过程,感受身体肋骨和胸腔隔膜的运动。
- 当注意力集中在腹部和腰背部时,要特别留意姿势是否正确,是否有不适。
- 把注意力一步步再往下集中到臀部、腿部和脚上。感觉自己的脚牢牢抓在地面上。

在整个放松冥想过程中保持正常呼吸。如果发现身体某部位比较紧张,有意识地放松那里直到放松为止。可以重复上述从头到脚的放松过程数次,一次比一次放松。

健康检查表

健走是一项低强度运动,运动损伤会很少,只要善于倾听自己的身体,并坚持下述简单规则,多数损伤是可以预防的。

鞋袜 穿合适的鞋子和袜子,还可以戴矫形器,能够防止很多身体部位受伤(见18~23页)。

热身与放松 拉伸和热身后的肌肉在健走中不易受伤。锻炼后让肌肉慢慢放松回到运动前的状态也是必不可少的(见8~72页)。

拉伸和力量训练 每天拉伸肌肉才能让其有更大的活动范围,健走后也一定要记得拉伸(见60~72页)。如果可能,最好每天坚持力量训练,这样才能在各种健走训练中(见52~59页)吃得消。

松弛有度 在高强度训练后如果不好好放松自己的身体,身体就无法恢复体力。如果这次训练内容是快走或者长距离健走,那么下次就应该安排慢走或短距离健走。

杜绝过度训练 冒进只会对训练造成消极影响。一定要在自己力所能及的范围内健走,尤其是在受伤未愈的情况下。速度和距离都是在日积月累的过程中慢慢长进的。

交叉训练 健走累了之后,可以尝试去游泳或骑自行车,这样可以锻炼到其他肌肉(见134~139页)。

适时改变健走环境 如果身体有伤,还在硬地面上健走的话,很容易加重病情。可以选择在草地上或跑步机上慢走,这样身体会舒适一些(见112~113页)。

关爱双脚 脚的皮肤粗糙的人健走时容易磨起水泡,可能导致这次健走活动失败,甚至取消(见122~125页)。

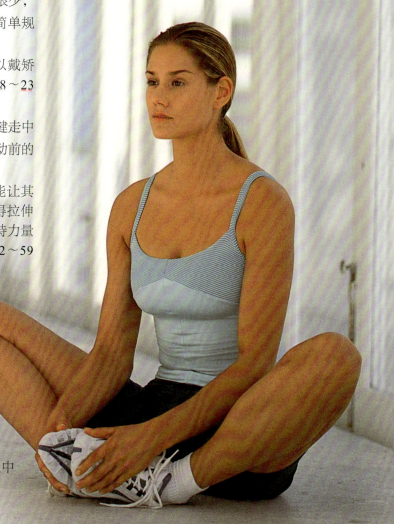

足疗

每月做一次足疗不仅会使脚美丽性感,而且可以防止运动时起水泡或受伤。即使只能抽出20分钟的时间做一次足疗,也可以好好享受一下。结束前可以给每个脚指甲涂一点可可油,然后用柔软的布或指甲锉擦亮,这样就可以把自己的指甲弄得自然油亮了。

足疗工具

一盆热水,指甲剪,指甲锉,浮石,润肤霜或足霜,精油,护甲油,修脚棉签,热毛巾和薄棉袜。

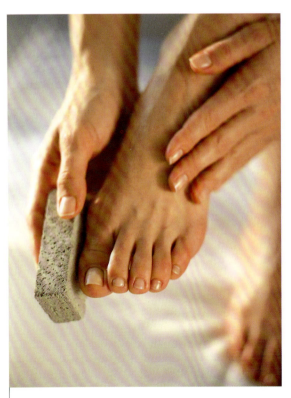

1 去除粗糙或坚硬的皮肤。它们容易在脚跟、脚趾和大脚趾侧形成。如果不管它们,任由它们生长,在健走时就很容易因鞋袜的摩擦而起水泡。通常在脚干燥的时候更容易去除它们。去除时可以使用浮石、皮肤干燥器或者足部护理膏,轻轻擦洗发硬的皮肤,但注意不要过度。

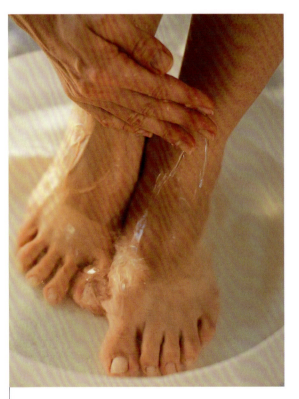

2 当去除了所有干燥皮肤后,把脚放在温水中浸泡5分钟左右。加2~3滴精油,比如杀菌的茶树油或提神的薄荷油。薰衣草精油有利于身体放松和身心平衡,是我最喜欢的一种精油。

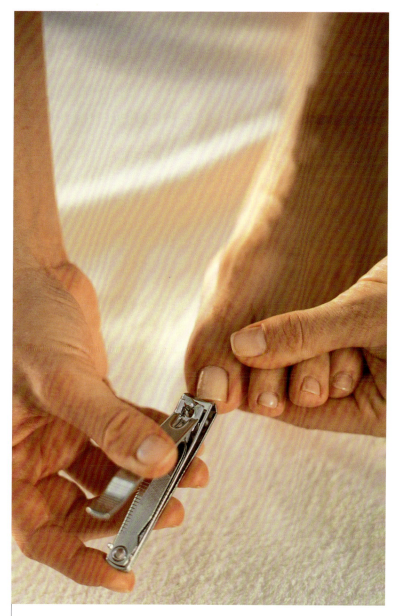

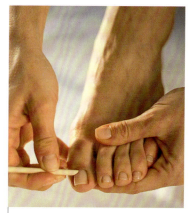

4 在每个脚指甲上涂上护甲油,然后轻轻按摩,用一个修脚棉签轻轻地向后刮擦指甲面。最好不要把指甲面的角质层完全磨掉,它们实际上可以帮助指甲更好地生长。

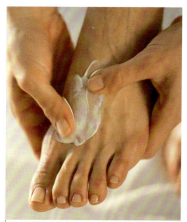

5 最后可以给自己进行一次足部按摩(见124页),如果时间不够,可以在脚上抹点儿润肤霜或足霜。当润肤露差不多被吸收之后,就可以穿上棉袜了。

3 仔细把脚擦干,特别留意脚趾缝。然后用指甲剪剪掉脚指甲,用指甲锉打磨指甲。打磨时要注意向同一个方向轻轻打磨。要确保每个脚指甲的指甲角都是光滑的,没有毛刺。如果要健走,就必须把脚指甲剪短。如果指甲很长,向前行走时脚趾就容易摩擦,从而导致脚趾受伤和黑指甲(见130页)。

足部按摩

足部按摩是缓解紧张和让整个身体得以放松的有效途径。按摩过程没有时间限制,每个动作重复5~6次比不停地换下一个动作要放松得多。按摩时需要用到精油、基油(如杏仁油)及两条毛巾。

> **注意**
>
> 如果你在怀孕或服用其他药物期间,使用任何精油之前一定要找职业理疗师确认。如果不确定,使用杏仁油这样的基油就好了。

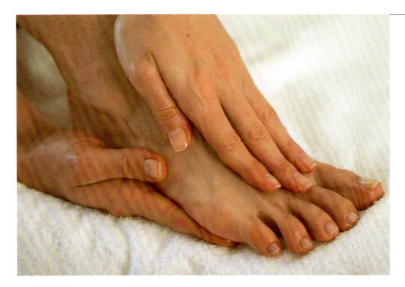

1 用3滴到10毫升(2茶匙)的基础油组成按摩油。薰衣草油、马郁兰油和橙花精油的混合物有很好的放松作用。按摩脚之前,滴几滴油到你的手掌上,然后双手摩擦,把手搓热搓灵活。再如左图所示用双手夹住自己的脚,持续几分钟,然后用一只手轻轻地往身体方向来回搓脚,随后换另一只手搓。

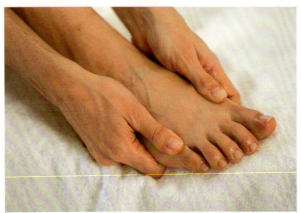

2 用大拇指依次按摩每个脚趾,然后是脚面、脚踝和脚的两侧。

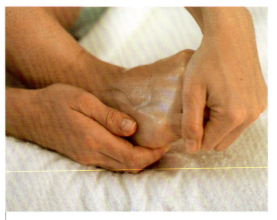

3 用手握住脚趾,先顺时针然后逆时针旋转它们,这样会让脚趾得到很好的放松。

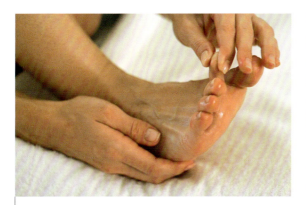

4 用拇指和食指再次按摩每个脚趾。按摩时轻轻地按压转动它们。最后再往上掰一掰每个脚趾。

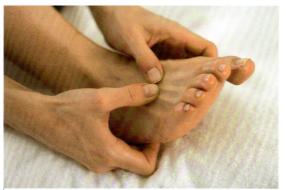

5 用大拇指按搓脚面上的四根筋，来回搓动。

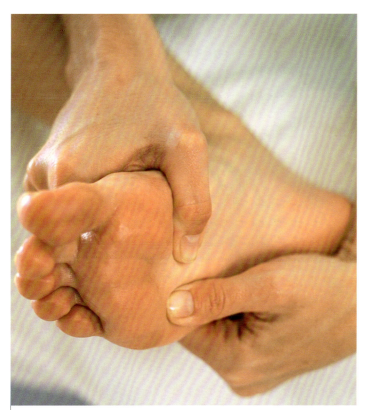

6 用力按摩脚底。用拇指从中心向外按压放松脚底。找一本经典按摩书，它会告诉你脚上的按摩穴位，按摩这些穴位对身体其他部位也是非常有好处的。

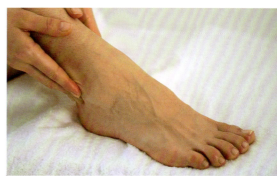

7 按摩脚踝和跟腱区域，轻轻地揉动它们。当我们脚踝非常紧张时，这样做可以立马让它放松。结束按摩前还需要稍微抚摸一下脚。当按摩另一只脚时，可以用热毛巾或毯子把刚按摩完的脚包裹起来。

远离伤痛

为了防止受伤，健走时所用到的肌肉都应该加强力量训练，特别是膝盖、小腿、脚踝和臀部，可以帮助你免于受伤。如果受伤了，不要急于恢复训练，应该在完全康复后再训练。即便完全康复了，受伤的部位仍很脆弱，容易产生新的问题，所以当你重新恢复健走时，配速尽量慢一点儿。

外胫夹

病因和症状 健走时小腿肌肉和胫骨前部肌肉的使用比任何其他运动都要多。本书42~43页所述的技巧是一种特别的健走方法，迫使相关肌肉努力做功。初学者和那些雄心勃勃的"老手"很容易造成胫骨前部肌肉发胀或疼痛。轻微的外胫夹也不好处理。脚过度内翻或外翻（见18~19页）也有可能导致外胫夹。

通常情况下，健走者容易过度训练（配速太快或距离太长），超过了他们的体能和能力允许的范围。肌肉在这种情形下是高负荷运转的。胫骨夹的症状是：行走时胫骨不会有疼痛的感觉，一旦停下来就会感到疼痛。

治疗和预防 用毛巾把一包冰冻的豌豆包好，把它放在胫骨上冰敷大约15分钟。每天这样敷三次，就会减轻肌肉疼痛和发炎。为了减轻疼痛和炎症，还可以用一些药膏（如万金油），进行泻盐浴或者抹消炎药。除非感到自己已经痊愈，不然就尽量休息，不要参与健走。当你重新恢复健走时，最好划分几个阶段，逐渐提升速度或增加距离。

为了防止外胫夹再次发生或从一开始就避免，需要加强小腿肌肉和胫骨前部肌肉的力量和灵活性。要做到这一点，就需要经常拉伸这些肌肉（见127页及129页）。每天都要拉伸自己的小腿肌肉和胫骨前部肌肉。此外，还要留意自己的健走鞋是否适合，不要太松或太紧。太紧会使你的脚趾伸展不开。

扭伤和拉伤

病因和症状 扭伤的原因通常是摔跤或者崴脚，一般会伤及韧带。而韧带对于支撑关节非常重要。仅仅是韧带拉伤这种类型的损伤可能是轻微的损伤（一级损伤）。也有可能是韧带撕裂或断裂的重度损伤（三级损伤）。根据伤势不同，扭伤可能需要几周甚至几个月才能治愈。

拉伤属于肌肉和肌腱的损伤。这通常是过度锻炼肌肉造成的。拉伤有可能是肌肉小小的撕裂，也有可能是肌肉—肌腱—骨头的完全分离。

扭伤和拉伤通常都会导致肿胀、炎症、痉挛、乏力，比较痛苦。有时健走时就能发现自己拉伤了，有时完成健走之后才会出现疼痛感。

治疗和预防 无论是外胫夹，还是扭伤和拉伤，治疗方式都可以归结为RICE规则：休息、冰敷、压紧和抬高（RICE是英文单词Rest、Ice、Compression和Elevation首字母的合成词）。把冰袋放在患处冰敷大约15分钟，每日三次。用宽绷带

> **注意**
> 如果健走可能导致身体的某些健康问题加重，那么在开始健走前一定要听取医生的意见。千万不要忽视剧烈疼痛或对损伤及其他状况置之不理，这可能对身体造成无法弥补的伤害。本页的信息仅仅是一个指南。如果有任何疑问，请去医院就诊。

股四头肌和踝关节拉伸

这个练习有助于预防外胫夹、扭伤和拉伤（见126页）及足底筋膜炎（见130页）。做这个抬腿动作，可以很好地拉伸股四头肌，脚踝也会变得更灵活有力。站立腿的小腿力量大大加强，胫骨前侧的肌肉也得到很好的拉伸。

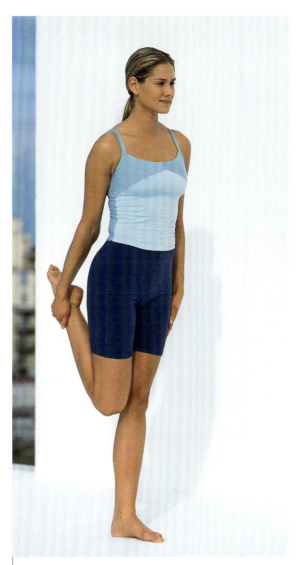

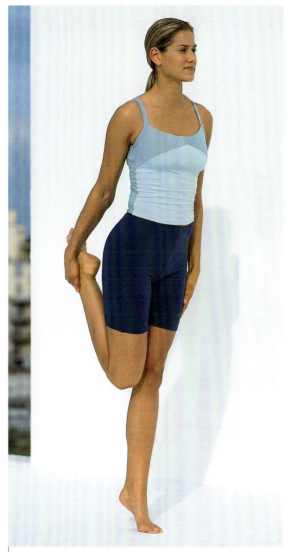

1 笔直端正地站立。必要时可以一只手伏墙。向后弯曲右腿，用右手抓住右脚踝，把脚掌朝向臀部，膝盖和臀部保持垂直地面的姿势。臀部肌肉绷紧，会有更好的拉伸效果。

2 起踵（踮起脚后跟）。用前脚掌着地支撑身体，保持这个姿势4秒钟。然后慢慢将脚后跟落回地面。重复上述动作10次。然后换另一只脚。

包裹并压紧该部位，但不要太紧了，避免阻碍血液流通。为了减轻疼痛和炎症，还可以用一些药膏（如万金油），进行泻盐浴或者抹消炎药。

无论伤势如何，最好征求专业人士的建议。因为无论外胫夹还是扭伤和拉伤都是很痛苦的，可能会很严重，在没有恰当的检查前伤势很难说清楚。

如果患处消肿了，伤势也痊愈了，受伤部位就可以轻轻地开始伸展和力量训练（见127页、129页、131页和52～73页）。如果想将受伤关节和肌肉恢复到受伤前的状态，就要常常活动受伤部位，多拉伸。这点非常重要。当你重新恢复健走时，最好划分几个阶段，逐渐提升速度或增加距离。

水泡

病因和症状 水泡是由皮肤连续摩擦引起的，形成于皮肤表层之间。用手压水泡时，会感到疼痛。

磨出水泡最常见的原因是健走鞋不合脚。袜子太大或太小，太旧或太破，都有可能导致脚上磨出水泡。皮肤太粗糙或脚被弄湿了（无论是出汗太多还是在雨中健走造成的湿脚）也会造成水泡。

治疗和预防 常规建议是让水泡自然消退。如果水泡产生后24小时还没有自然消退，就可以把水泡刺破。我发现水泡不会好得那么快，除非在它产生后立刻用针刺破。针消毒的方式有几种，用消毒水洗净、在沸水中煮或在火焰上加热。在水泡上扎两个小洞，用消毒纱布轻轻按压，去除水泡里的液体。

用消毒液擦拭水泡部位，然后用非过敏性的绑带包扎，不要用棉布或软麻布。水泡处将有新的皮肤长出来，用此种方法治愈水泡的时间是任其自然消退的一半。

如果水泡在脚上相同的地方不断产生，那就要确认一下自己是否穿对了健走鞋，穿的鞋是否真的适合你（见18～23页）。如果怀疑袜子有问题（见27页），可以尝试不同种类的袜子。用凡士林或滑石粉涂抹双脚也能有效地防止水泡的产生，它们可以起保护作用，防止脚被磨。定期足疗也是非常有帮助的（见122～123页）。

可以尝试使用"水泡阻滞剂"。它是一种柔软的树脂，用手指抹到皮肤上。要将这种树脂在皮肤上好好抹匀，尤其是脚的边缘，要有树脂已经成为脚的一部分的感觉。

足癣

病因和症状 足癣其实是一种真菌，常出现在脚趾和脚底，表现为红色片状的裂纹，瘙痒难当。它还会引起交叉感染，从脚到指甲或指甲到脚都有可能。

治疗和预防 按照包装上的使用说明，在感染部位涂抹抗真菌霜（杀真菌剂）。有很多这样的产品可供选择。如果足癣经常复发，可以尝试换用其他品牌的抗真菌霜。如果经常用同一个品牌，真菌可能会产生抗药性。症状消失后还要持续涂抹两周药膏，因为症状消失时真菌仍在活跃，有可能复发。

为了防止真菌复发，任何时候都要保持脚干净干燥。穿合成纤维的袜子，可以有效吸收皮肤蒸发的水分。除了勤洗鞋袜，还要想其他办法给它们消毒，因为清洗不足以杀死真菌。

黑指甲

病因和症状 鞋太小通常容易导致黑指甲。穿这种鞋健走时，每次跨步脚趾都会与鞋头碰压。日积月累，这种碰压会导致脚趾血液不畅，脚指甲处形成瘀血。黑指甲会隐隐作痛，如果指甲里的瘀血受到挤压，还会有一阵阵的抽痛感。

趾踵交替

这个运动通过强化胫骨、小腿和脚踝的力量,预防外胫夹、扭伤和拉伤(见126页)。如果这些部位力量较弱,或者你是一个健走初学者,练习这一动作将非常有用。每天花5分钟练习,掌握动作要领,不断提高自己的动作完成水平。

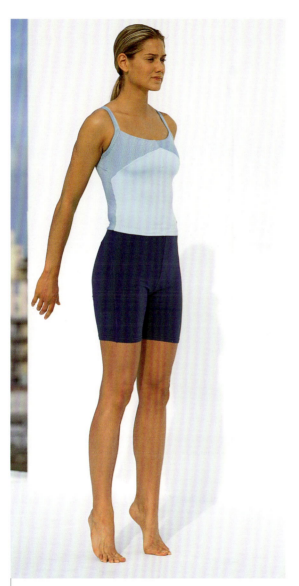

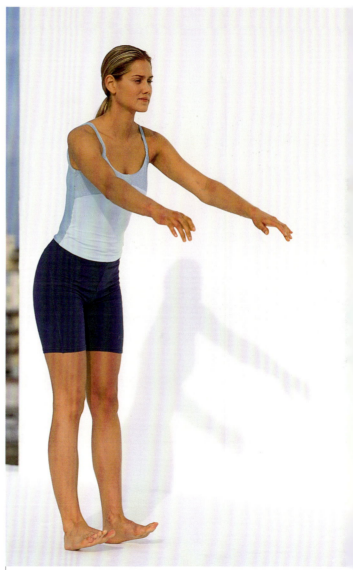

1 先保持站立姿势,双脚的距离略小于肩宽,胳膊和手臂自然下垂放于身体两侧。腿打直,但膝盖保持放松不要僵硬。重心逐渐向前倾斜,过渡到用前脚掌着地支撑身体,用双臂来维持身体平衡。

2 通过身体的摆动和胳膊的用力,将身体摆回原位置并快速过渡到脚后跟着地。整个过程膝盖都是放松的。连续完成上述趾踵交替的动作5次,然后休息1分钟。休息完之后同样的动作再来一组。

治疗和预防 要想治好黑指甲，可以用一根消过毒的针将指甲挑破，去除瘀血。这样做不会痛，但一般需要花上一小时才能弄出瘀血。如果你并不急着马上好或者它并没有给你带来多大痛苦，就让它自然愈合。几个月后指甲会脱落，然后就会长出新的脚指甲。切记，穿合脚的健走鞋才能避免黑指甲复发，最好穿厚袜子，可以很好地保护脚指甲。

嵌甲

病因和症状 嵌甲（指甲长入皮肤里面引起疼痛）大多发生在大脚趾上，主要是鞋不合适造成的。使用指甲剪和指甲锉的方式不对，也有可能造成嵌甲。如果脚指甲的曲度较大或者剪指甲时两侧剪得过短，就更有可能得这种病了。嵌甲会隐隐作痛，如果指甲受到挤压，也会有一阵阵的抽痛感。患有嵌甲的指甲周围皮肤一般会红肿发炎，容易被感染。

治疗和预防 为了减轻患处的肿胀和不适，可以装半盆热水，再向里面加入2～4滴茶树精油或1～2汤匙盐，然后开始泡脚。每天至少泡一次。如果指甲嵌入皮肤太深，不能用指甲剪剪，需要去医院看病，手足病医生或者足病医生都行。

剪脚指甲时总是把边缘剪成直线，就能防止指甲向内生长嵌入皮肤。还要用指甲锉锉平指甲上所有毛刺的地方。

足底筋膜炎

病因和症状 顾名思义，足底筋膜炎就是足底筋膜的炎症，而足底筋膜就是脚底下肌肉附着其上的组织。对足底筋膜施压过多，就会造成足底筋膜炎。当早晨起床或久坐一段时间站起来时，脚后跟会即刻感觉一股疼痛，但随着时间的推移疼痛又会慢慢减轻。这就是足底筋膜炎的症状。所以足底筋膜炎是容易被察觉到的。这种疼痛常有脚骨受伤的错觉。

足底筋膜炎常见的原因包括站立过久、超重、平足（特别是内翻脚，见18页）、高拱足及鞋子太破造成过度内翻或者鞋的脚后跟处太紧。

治疗和预防 疼痛没有消失就一直休息。把冰袋放在患处冰敷15～20分钟，每日四次。尽可能将脚抬高。足底筋膜炎不是那么容易治好的，需要有耐心。

如果长期治疗后仍然感到疼痛，就去医院看足科医生。可能需要脚后跟支撑垫和填充物或矫形器（见20页）来真正解决问题，而不是只了解症状。在患有足底筋膜炎的脚下滚动小球或是按摩受伤部位（受伤位置一定要感受到被按摩到了）也是一种办法。跟腱和小腿肌肉（见129页）要注意拉伸和力量训练。鞋子不能太破并且要有效支撑足弓才行（见18～23页）。

手指肿胀

病因和症状 当血液供应不足时，手指会变冷并出现肿胀。如果健走时胳膊和手喜欢垂着放在身体两侧，就容易出现这个毛病。

治疗和预防 健走时保持胳膊肘呈90度角（见44～45页），并且要有规律地握紧、松开你的拳头。如果你的手臂动作正确，手部的血液循环就会良好。戴不戴手套对于该病也是不一样的，健走时尽量戴手套。

球蹲

这种运动可以很好地预防拉伤和扭伤（见127页）。它可以让你的大腿、腿后肌、臀部和股四头肌变得健美，并加强它们的力量。使用球的目的是帮助你把多余的重量放在你的脚后跟处，从而增加蹲下的强度。同时，控制球也让你的腰背部得到锻炼。

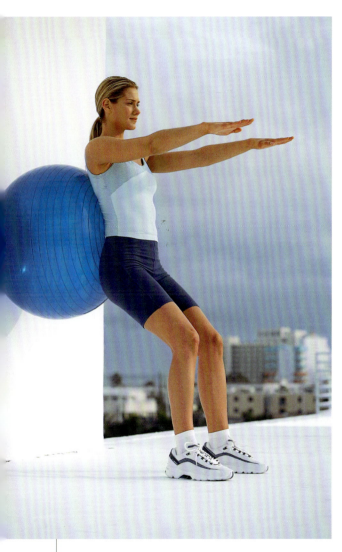

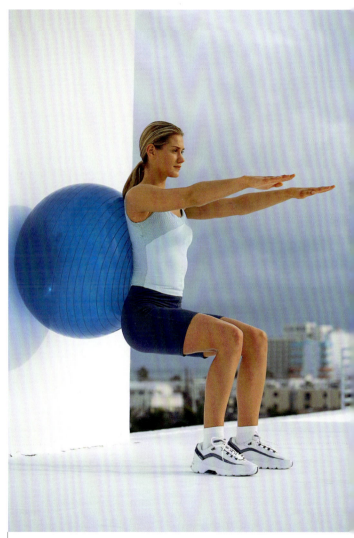

1 把抗力球放在你和墙之间，让球处于后背的中下部。两膝盖和臀部同宽，稍微弯曲。为了帮助平衡，双臂在胸前伸直。

2 身体依着球滚动，沿着墙慢慢下滑。当膝盖弯曲90度呈坐姿时停止滚动。保持背部挺直。坚持4组，然后慢慢回到开始位置。重复5次，然后休息。做得越慢，蹲下越强烈。当你变得更强壮时，增加锻炼组数。

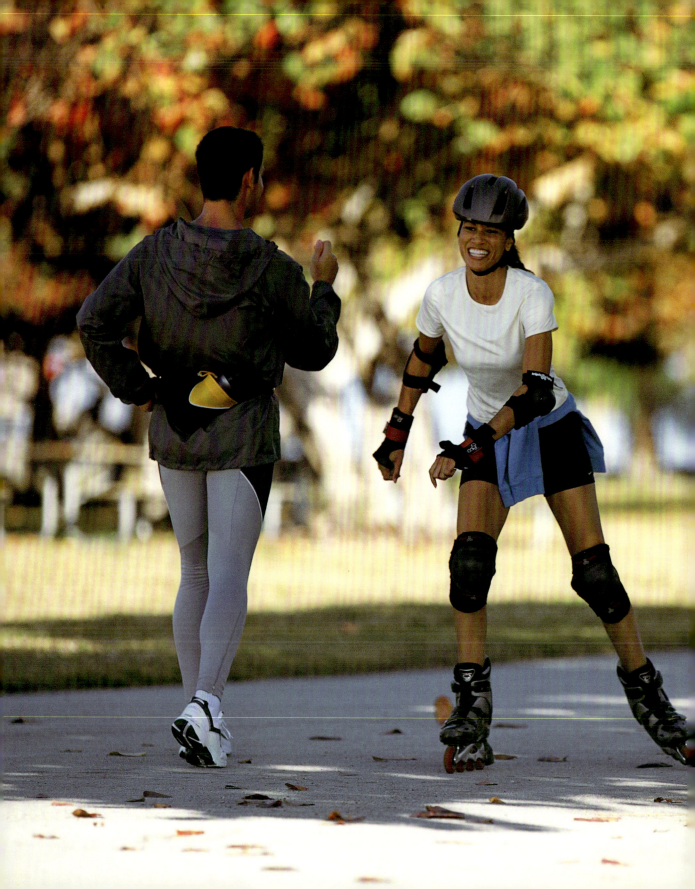

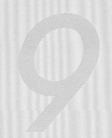

健走训练计划

制订一个训练计划似乎对自己有点残忍,但我希望你同样能感觉到兴奋。坚持一项体育运动所获得的奖励和满足感不仅仅是因为你实现了一个目标,还包括你对自身力量和能力的新认识、新发现及健走过程给你带来的成就感。

> 我们每个人都不愿将自己置于陌生境地。要想获得突破,唯一的办法就是把自己逼上绝路。
> ——乔伊斯·布拉德博士

交叉训练

俗话说，改变是很好的休息。对我们的身体来说，也是这样。健走对于我们的小腿肌肉、腿筋和臀部来说，强度还是蛮大的。我们可以通过锻炼其他肌肉的方式来使这些肌肉得到有效放松。当然，也可以仍使用这些肌肉，只要锻炼方式不一样，也能达到放松效果。经过几天这样的交叉训练，健走的核心肌肉就可以很好地恢复并且变得更加强壮。

任何形式的运动都适合作为交叉训练的内容，比如游泳、骑自行车、跳舞、玩轮滑、定向越野和健身房锻炼等。你也不要仅限于上述几种，任何让心跳加快且持续30分钟以上的运动项目都是有益的交叉运动。

游泳

游泳能够很好地锻炼上肢和躯干，所以它是健走的一个很好的交叉运动项目。尽管它和健走一样，并不能使你在运动时获得很快的心率，但同样可以让心血管得到很好的锻炼。你可以尝试连续游泳30分钟或者在泳池里进行间歇训练（见111页）。

你还可以尝试水上有氧健身操或者在水池长度允许的情况下进行水池健走/跑步。这些运动方式都能很好地锻炼肌肉，因为水对人体有阻力，能够有效燃烧身体热量。

骑行

健走可以锻炼臀部肌肉和腿筋，而骑行有助于锻炼股四头肌，所以骑行也是健走的另一项绝好的交叉训练方式。骑行属于有氧运动，可以让你拥有健壮的体魄、坚忍不拔的毅力和力量强大的肌肉。骑行还是非对抗性的运动，有助于锻炼外展肌。这块肌肉对于身体协调性非常重要。

自行车的种类非常多，比如适合快骑和旅行的专用车、可以不在公路上骑行或能定向越野的山地车、公路赛车和双人自行车等。如果考虑买一辆自行车，最好事先咨询专业人士确保买到自己需要的自行车。多调研一些自行车俱乐部和组织，选择最吸引你的一项自行车运动。

为了达到锻炼效果，更好地锻炼耐力和力量，需要维持某一速度骑行30分钟以上。如果你想去越野骑行，建议加强膝盖的力量锻炼。

跳舞

所有类型的舞蹈都能起到健身的作用，比如萨尔萨舞（一种拉丁风格的舞蹈）、爵士舞、肚皮舞、摇摆舞、街舞、探戈、现代舞和古典舞。所有这些类型的舞蹈都能锻炼人的协调能力，因为跳舞要求身体自如地向不同方向转动。跳舞是一项具有社交性质、其乐无穷并且积极健康的锻炼方式。

舞蹈种类不同，跳舞时投入的活力不同，心血管的锻炼程度就不同，但可以肯定的是舞蹈特别考验人的核心肌肉能力。比如，萨尔萨舞就非常锻炼斜腹肌。

另外，需要锻炼哪里取决于你选择的舞蹈种类，有的舞蹈可以保持体重，有的能健骨、保持骨密度、防止骨质疏松。活力四射地持续跳舞一小时大约可以燃烧300卡路里,这与走路和骑自行车消耗的能量是相同的。和大多数运动形式一样,要想达到锻炼效果就必须保证持续运动30分钟以上。跳舞属于剧烈运动,跳舞前需要热身和拉伸。运动结束后要放松并且再次拉伸。

轮滑

轮滑表面看起来不怎么消耗体力,但事实却恰恰相反,特别是当你还是初学者的时候。它可以很好地提高核心平衡能力和协调能力,这对锻炼腿部和臀部肌肉非常有效,因为你需要运用下身和膝盖力量来控制整个运动。可以通过马步(见137页)和球蹲(见131页)来加强下身和膝盖力量。

定向越野

如果你喜欢乡村并且热衷于探险爱寻求刺激的话,定向越野是一个不错的选择(见103页)。比赛路线一般设在森林里和起伏的地形上。路程的长短也是多样的,从比较适合儿童的1.6公里(1英里)到适合有经验的成人探险者的12公里(7英里)。你可以根据自己的需要把整个过程变得容易或者困难,比赛的过程没有任何形式的要求,快跑、慢跑或者走路完成都可以。这是一项考验耐力和体力的运动。

壶铃

壶铃有不同的重量,看上去就像一个带把的炮弹。这项运动吸引人的地方在于它适合所有年龄、所有身体状况的人。并且它既能锻炼心肺功能,又能锻炼力量。它能锻炼到的内容包括肌肉塑形、加强核心力量、增强灵活性、平衡性和端

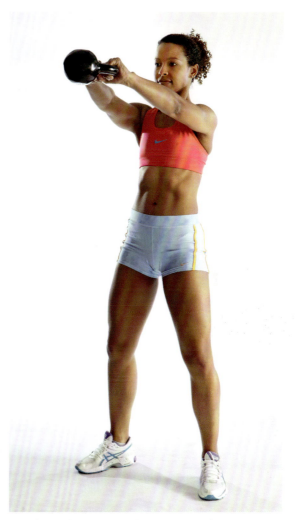

壶铃通常可以让你保持干瘦而强壮的身材、端庄的仪态,还能控制体重、加强协调能力、集中注意力。

正仪态等。当然它的优点一大堆,远多于此。

壶铃对场地没有要求,甚至在家里就可以做,理想状态是每周2～3次。就算是每天5分钟,收获也不小。壶铃只有四种基本动作,但可以变化无穷。对于初学者,有很多相关网站可以参考,你可以从中了解壶铃的动作要领和有关锻炼的建议。

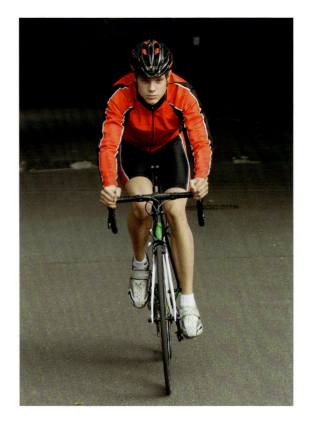

户外骑行是一项释放压力的好运动,大多数人骑行时都会发现这项活动很有趣,并且骑行适合各个年龄段的人。

以增强下肢力量,而下面所列举的两项运动对于锻炼臂部肌肉来说很棒。

在跑步机上健走

如果刚刚接触跑步机,你会发现显示面板上提供了好些信息和程式需要你掌握,比如:卡路里计数器、心率监控仪、速度计;记步功能、登山模式、坡度选择等。这些操作起来很容易,并且你的教练可以随时回答任何关于跑步机的问题。

在跑步机上健走的感觉和在道路上非常不同。跑步机运动带的弹性比路上好很多,在上面健走、慢跑或者快跑都会相对轻松,而且还比在道路上快。跑步机上运动对膝盖的压力也要小一些。然而人们往往容易犯这样一个错误:在跑步机上运动时,运动带保持水平。跨步过程中尽管身体已经向前,但由于跑步机运动带非常软,所用的力和肌肉输出功率并不能达到与道路上运动相同的强度。实际上,在保持跑步机运动带水平的情况下健走会导致肌肉力量下降。就算是初学者,在跑步机上运动时,至少应将坡度设置到1%,才能保证在跑步机上健走与道路上健走效果相当。

心率表可以用来确保在跑步机上运动的节奏和消耗与道路上健走相当。跑步机健走和其他运动一样,拉伸、热身及放松等环节是必不可少的(见68~72页),可以在跑步机旁边进行拉伸。切记,不要光着脚在跑步机上行走,这非常危险。

在跑步机上选择登山模式并设置不同的坡度,会让你觉得既有挑战性又非常有趣。你可以

健身房锻炼

健身房锻炼对你的健身计划是一个很好的补充,特别是在寒冷冬季的晚上、糟糕的天气里或者是在伤痛恢复的过程中。大多数健身房里可供交叉训练的项目非常多,从拳击到普拉提,应有尽有。多样化的选择也有助于保持你对健身计划的激情。利用健身器材(比如跑步机和负重器械)有一个好处,就是它们前面大都有一面镜子,运动过程中可以随时纠正自己的姿势。另外,健身房的专业教练可以手把手指导你正确而安全地使用器械。在家里也可以利用器械进行运动并把它们列入日常的拉伸和力量训练中(见73页)。我在这里给大家总结了一些可以在家里或者健身房开展的运动,供大家选择。反向弓步可

选择不同的健走长度、坡度和强度。中度至陡峭程度的坡度训练效果很好，可以把你塑造成一名强壮的健走者，并且可以降低受伤的风险。15%及更大的倾斜度会给小腿和脚踝带来较大压力，最好不要经常尝试这种强度的坡度。

过度训练

有时候当你既想完成某项健走训练计划但生活中又存在其他压力时，就容易造成过度训练综合征，容易被累垮。即使生活中没什么压力，如果你过度投入训练又不注重放松与休息的话，也会造成过度训练。

过度训练在人身上的表现因人而异。最典型的表现形式包括疲劳、改变睡眠模式、厌食、难以抑制的口渴、稍微运动就肌肉疼痛、感觉抑郁或焦虑、没有耐心或忐忑不安及休息时心率过高等症状。你还需要自查一下是否有潜在的疾病引起上述症状，而非过度训练。

如果感觉自己训练过度了，应迅速改变训练计划，减少训练内容。坚持写日志来监控自己的训练过程，详细描述自己的身体感受和心理感受。记录自己的睡眠情况及休息放松情况。如果过度训练，可以做个按摩或者干脆休息一周。切记，防止过度训练比从过度训练中恢复要容易得多。

弓步训练

弓步训练可以使股四头肌、腘绳肌、小腿肌肉和臀部变得更加强壮。用外展肌和内收肌来保持身体的平衡。为了加大难度，可以光着脚做弓步训练。负重也是可以的，它能让锻炼效果更好。要想达到最佳的锻炼效果，就要保持自己的动作尽量缓慢并可控。每条腿做2组，每组5次弓步训练。

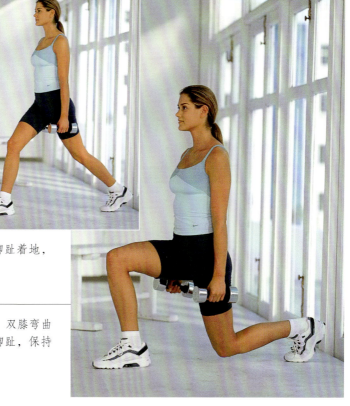

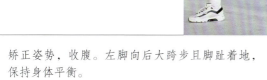

1 矫正姿势，收腹。左脚向后大跨步且脚趾着地，保持身体平衡。

2 背部挺直，肩膀放松，向下做弓步4次，双膝弯曲直至成90度。右侧膝盖不要超过你的脚趾，保持姿势，心里默数4下，起身再数4下。

肱二头肌弯举

这些弯举动作可以增强肱二头肌的力量，让其看上去更健美。经常这样锻炼可以使胳膊前部肌肉变得明显。如果你的平衡力很强，可以一只脚放在瑞士球上做这些弯曲动作。运动的重点是把注意力集中在肱二头肌上。

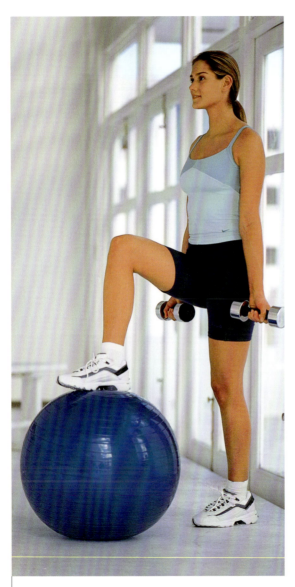

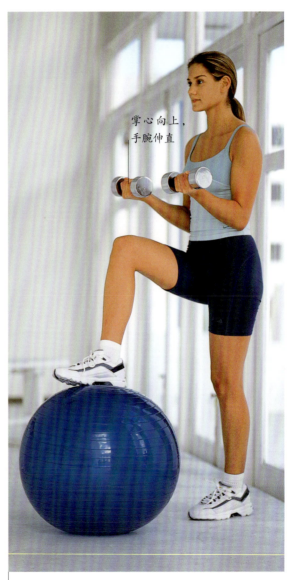

掌心向上，手腕伸直

1 两只手各拿一个哑铃，右脚平放在球上。运动前调整注意力并保持身体平衡。运动时专注于自己的姿势并目视前方。有意识地调整身体核心稳定性和平衡。

2 手握哑铃，与身体保持合适的角度。缓慢弯曲胳膊提起哑铃，心里默数4下，然后保持姿势，心里再默数4下，缓慢放下的过程也是数4下。完成2组，每组5次。然后换另一条腿平放在球上，重复以上动作。

肱三头肌下压

这个动作利用自己身体的重力来代替器械重量所带来的阻力。它对强健胳膊后方的肱三头肌力量非常棒。如果可能的话，肱三头肌下压和肱二头肌弯举训练配套完成，这样可以保证胳膊前后部位都得到同样的锻炼强度。

1 坐在凳子或者椅子边缘的前方。双手放在身体两侧保持手指朝向正前方。用胳膊的力量提升你的体重直到手臂打直。双臂一定要挺直，肘部不要僵硬。保持膝盖弯曲成90度，脚后跟在膝盖下部的正前方。

2 身体往下降，肘部指向后方直到双臂弯曲成90度。保持这个姿势几秒钟，深呼气的同时利用胳膊的力量使身体缓慢上升。重复10~15次。

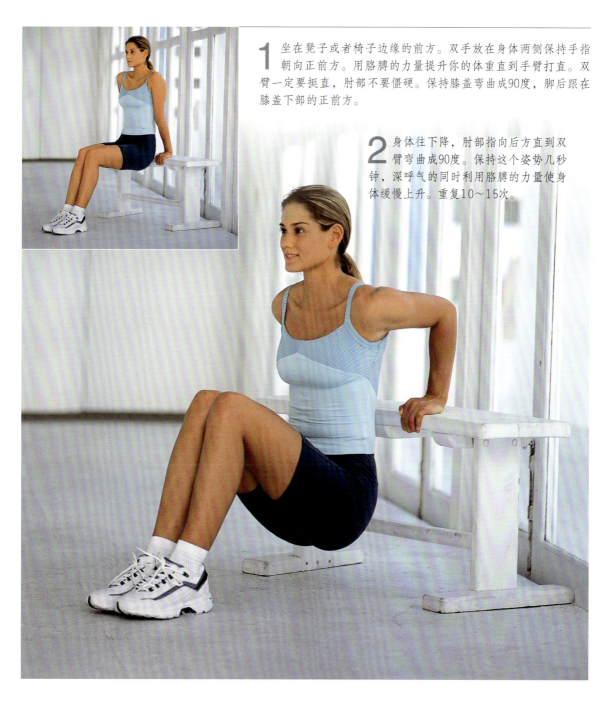

初级健走：第1阶段

这项训练计划适用于下列几类人：第一次制订健身计划的人、很长一段时间没有锻炼的人和健身零基础的人。训练目标是15～18分钟内完成1.6公里（1英里）的短距离健走。

第1周

健走0.8公里到1.6公里（0.5英里到1英里），并明确适合自己的最佳起步健走距离，保持一定节奏，但不要太勉强自己，把注意力集中在达到既定的距离目标上。如果你在工作和生活中精力充沛，你可能拥有比你想象中更好的耐力。养成日常锻炼的习惯比着急提高速度重要得多。不管你走得多慢，速度要保持稳定，健走要持续进行。休息日要拉伸5～10分钟，提高自己的柔韧性和力量。

第2周

和休息日一样，健走前后要进行热身与放松。热身先走10分钟路，然后拉伸5分钟。放松就是健走最后10分钟降低配速并在锻炼结束后马上拉伸。你现在可以关注自己的健走技术了，并学会利用自己的身体。

第4周

本周起你可以增加你喜欢的任何其他运动作为交叉训练内容，比如游泳或者举重练习。

	星期天	星期一	星期二
第1周	第1天 健走1.6公里（1英里），保持匀速	第2天 休息 10分钟拉伸	第3天 健走1.6公里（1英里），保持匀速
第2周	第8天 休息 10分钟拉伸	第9天 健走1.6公里（1英里），保持匀速	第10天 休息 10分钟拉伸
第3周	第15天 健走1.6公里（1英里），保持匀速，大约20分钟完成	第16天 健走1.6公里（1英里），保持匀速，大约20分钟完成	第17天 健走1.6公里（1英里），保持匀速，大约20分钟完成
第4周	第22天 健走3.2公里（2英里），保持匀速，大约40分钟完成	第23天 休息 15分钟拉伸	第24天 健走3.2公里（2英里），保持匀速，大约40分钟完成

本阶段对你有用的其他内容：
- 其他运动，见134～137页 • 间歇训练，见110～111页

开始健走时,在你关注速度之前应该首先提高自己的耐力和力量。所以你需要1~6周重点提升自己的力量、柔韧性和耐力。你会发现当这些方面提高之后,速度自然而然就加快了。7~12周你可以把训练重点放在速度上。刚开始健走时一定要慢,尤其是身体不太适应健走的时候。把下面训练计划表给出的时间作为你的时间目标。风雨无阻地参加训练很重要,所以每周最多缺席一次,而力量训练最好一次都不落下。

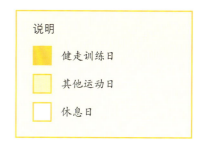

说明
- 健走训练日
- 其他运动日
- 休息日

星期三	星期四	星期五	星期六	
第4天 休息 10分钟拉伸	第5天 健走1.6公里（1英里），保持匀速	第6天 休息 10分钟拉伸	第7天 健走1.6公里（1英里），保持匀速	合计 6.4公里（4英里）
第11天 健走1.6公里（1英里），保持匀速	第12天 休息 10分钟拉伸	第13天 健走1.6公里（1英里），保持匀速	第14天 休息 10分钟拉伸	合计 4.8公里（3英里）
第18天 休息 10分钟拉伸	第19天 健走1.6公里（1英里），保持匀速，大约20分钟完成	第20天 健走1.6公里（1英里），保持匀速，大约20分钟完成	第21天 健走1.6公里（1英里），保持匀速，大约20分钟完成	合计 9.6公里（6英里）
第25天 健走3.2公里（2英里），保持匀速，大约40分钟完成	第26天 休息 10分钟拉伸	第27天 其他运动 至少15分钟	第28天 休息 10分钟拉伸	合计 9.6公里（6英里）

相关运动章节或内容:
- 拉伸训练,见60~67页 · 热身与放松,见72页 · 瑞士球训练,见56~59页、131页和138页

初级健走：第2阶段

第5～6周

你现在走的时间更长更频繁了，拉伸也就变得更加重要。从第5周开始每个拉伸动作要保持15～20秒的时间。可以尝试不同的健走路线，好让你一直保持对健走的新鲜感和兴趣。

第7～8周

由于你已经开始尝试更快的配速，你需要重点关注健走技术改进和力量训练。一旦你的健走目标变成配速了，你会有一种筋疲力尽的感觉，即便如此，你也应该可以在健走时与别人聊天。如果你感觉自己达不到这样的状态，回到第5周的训练计划，重新完成第5～6周的训练。如果感觉良好，那就继续执行第7～8周的训练计划。

尝试每天走10 000步。每天是否能达到这个量并不重要，但要想一天天走得更多，对大家来说往往是一个挑战。只有你走得多了，你才能走得更快更远。

	星期日	星期一	星期二
第5周	第29天 休息 15分钟瑞士球训练	第30天 健走3.2公里（2英里），保持匀速，大约40分钟完成	第31天 休息 15分钟瑞士球训练
第6周	第36天 健走3.2公里（2英里），保持匀速，大约40分钟完成	第37天 健走4.8公里（3英里），保持匀速，大约60分钟完成	第38天 休息 15分钟拉伸
第7周	第43天 健走4.8公里（3英里），保持匀速，大约60分钟完成	第44天 健走3.2公里（2英里），较快配速，大约35分钟完成	第45天 其他运动 至少30分钟
第8周	第50天 健走3.2公里（2英里），较快配速，大约35分钟完成	第51天 健走3.2公里（2英里），较快配速，大约35分钟完成	第52天 健走3.2公里（2英里），较快配速，大约32分钟完成

本阶段对你有用的其他内容：

· 其他运动，见134～137页 · 间歇训练，见110～111页

初级健走：第2阶段

星期三	星期四	星期五	星期六	合计
第32天 其他运动 至少30分钟	**第33天** 健走4.8公里（3英里），保持匀速，大约60分钟完成	**第34天** 休息 15分钟瑞士球训练	**第35天** 健走3.2公里（2英里），保持匀速，大约40分钟完成	**合计** 11.2公里（7英里）
第39天 其他运动 至少30分钟	**第40天** 健走3.2公里（2英里），保持匀速，大约40分钟完成	**第41天** 健走3.2公里（2英里），保持匀速，大约40分钟完成	**第42天** 健走3.2公里（2英里），保持匀速，大约40分钟完成	**合计** 17.6公里（11英里）
第46天 休息 15分钟拉伸	**第47天** 健走4.8公里（3英里），保持匀速，大约55分钟完成	**第48天** 健走3.2公里（2英里），较快配速，大约35分钟完成	**第49天** 健走1.6公里（1英里），最快匀速，大约18分钟完成	**合计** 17.6公里（11英里）
第53天 健走4.8公里（3英里），保持匀速，大约50分钟完成	**第54天** 其他运动 至少15分钟	**第55天** 休息 15分钟拉伸	**第56天** 健走3.2公里（2英里），较快配速，大约32分钟完成	**合计** 17.6公里（11英里）

说明
- 健走训练日
- 其他运动日
- 休息日

相关运动章节或内容：
- 拉伸训练，见60～67页・热身与放松，见72页・瑞士球训练，见56～59页、131页和138页

初级健走：第3阶段

第9～12周

配速越快意味着你需要更多的付出，每天都得再努力一些。观察自己的训练状况，如果你发现现在的配速太困难，可以稍微降低配速。根据自己的需要可以引入间歇训练，就是先尽量快地快走，坚持30秒至1分钟，然后用2倍的时间进行休闲慢走，即1分钟至2分钟的慢走。你可以在一个时间段里尽量重复上述过程，当你慢慢变强大了，可以把间歇训练时间加长。记住，间歇训练是一种高强度训练，间歇的第二天就能感受到它的威力。

12周的健走训练结束后，你一般会对健走运动感到自信，感觉自己更加强壮和强健了。

当完成本训练计划的所有内容后，就可以尝试中级健走计划（见146～151页）或者根据自己的终极训练目标开始短距离健走计划（见158～159页）。

		星期日	星期一	星期二
第9周		第57天 健走3.2公里（2英里），较快配速，30～34分钟完成	第58天 健走4.8公里（3英里），保持匀速，大约51分钟完成	第59天 其他运动 至少30分钟
第10周		第64天 健走4.8公里（3英里），较快配速，大约50分钟完成	第65天 健走4.8公里（3英里），较快配速，大约50分钟完成	第66天 休息 15分钟拉伸
第11周		第71天 健走4.8公里（3英里），较快配速，45～50分钟完成	第72天 健走4.8公里（3英里），较快配速，45～50分钟完成	第73天 休息 15分钟拉伸
第12周		第78天 健走6.4公里（4英里），保持匀速，大约68分钟完成	第79天 健走4.8公里（3英里），最快匀速，大约45分钟完成	第80天 其他运动 至少30分钟

本阶段对你有用的其他内容：
· 其他运动，见134～137页 · 间歇训练，见110～111页

初级健走：第3阶段

星期三	星期四	星期五	星期六	合计
第60天 健走3.2公里（2英里），较快配速，30~34分钟完成	第61天 健走4.8公里（3英里），较快配速，大约48分钟完成	第62天 休息 15分钟瑞士球训练	第63天 健走3.2公里（2英里），较快配速，30~34分钟完成	合计 19.2公里（12英里）
第67天 其他运动 至少30分钟	第68天 健走3.2公里（2英里），大约30分钟完成	第69天 健走4.8公里（3英里），较快配速，大约50分钟完成	第70天 健走4.8公里（3英里），较快配速，大约48分钟完成	合计 22.4公里（14英里）
第74天 其他运动 至少30分钟	第75天 健走4.8公里（3英里），较快配速，45~50分钟完成	第76天 健走4.8公里（3英里），较快配速，45~50分钟完成	第77天 健走4.8公里（3英里），较快配速，45~50分钟完成	合计 24公里（15英里）
第81天 健走6.4公里（4英里），保持匀速，70~98分钟完成	第82天 健走4.8公里（3英里），较快配速，45~50分钟完成	第83天 休息 15分钟拉伸	第84天 健走6.4公里（4英里），最快匀速，大约60分钟完成	合计 28.8公里（18英里）

说明：
- 健走训练日
- 其他运动日
- 休息日

相关运动章节或内容：
· 拉伸训练，见60~67页·热身与放松，见72页·瑞士球训练，见56~59页、131页和138页

中级健走：第1阶段

如果你能匀速持续健走6.4公里（4英里）并且想进一步提高的话，就可以开始中级训练计划。每天的锻炼和拉伸可以使你更健康、强壮，能瘦身塑形，更加健美，并且可以提高速度，改进健走的技巧。

第1~2周

本计划的目的是加强核心力量，提高耐力。要完成这个目标，不仅需要以更快的配速完成更长的距离，还需要结合其他一些运动形式（包括常规拉伸）。每次健走前后都要进行拉伸，这是热身与放松的主要步骤，也是日常训练的重要组成部分。当走得过快、距离也更长的时候，肌肉紧张是很正常的一件事情。拉伸有助于放松脚踝、腿部和臀部紧张的肌肉。

对于交叉训练项目，可以选择感觉自己会喜欢的项目，或者尝试以前没有尝试过的项目。比如可以选择游泳、骑行或者跳舞，这些都是很好的交叉训练项目，给锻炼增添了有趣的变化内容。

第3~4周

第3周将引入越野健走。可以选择有山的健走路线，或者实在不行就使用跑步机。如果使用跑步机，请一直保持最小的坡度（选项设置为2）。越野健走的优点是能够有效地增强健走所需的力量。

第4周还要引入核心稳定性训练。可以尝试普拉提、瑞士球或者壶铃。这些运动都能很好地锻炼核心力量，并且在家在健身房都可以进行。

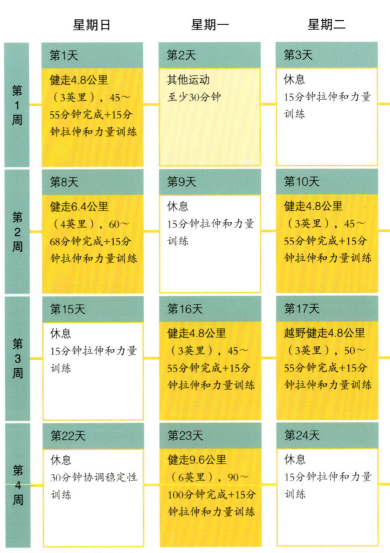

本阶段对你有用的其他内容：
· 使用心率表，见34~35页 · 交叉训练，见134~137页 · 越野健走，见112~113页 · 使用计步器，见36~37页 · 间歇训练，见110~111页 · 健身与饮食，见90~91页 · 让健走融入生活，见94~95页

为了实现自己的目标，你必须保证每周健走3~4次。当你制订适合自己的健走计划时，下面的计划表可以作为参考。每日坚持拉伸和力量训练是健身计划的重要组成部分，会让你的柔韧性和力量得到显著提高，让你进步更快。让心血管适应新的节奏需要4~6周的时间，最好不要急于锻炼耐力和速度。实际上，在本训练计划最后完成的时候，耐力和速度都会有明显提高。把表格中的时间作为自己大致完成健走的目标时间。切记，不要连续进行两天高强度训练。

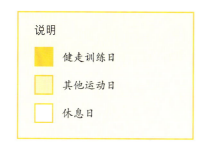

说明
- 健走训练日
- 其他运动日
- 休息日

星期三	星期四	星期五	星期六	
第4天 健走4.8公里（3英里），45~55分钟完成+15分钟拉伸和力量训练	第5天 休息 15分钟拉伸和力量训练	第6天 健走4.8公里（3英里），45~55分钟完成+15分钟拉伸和力量训练	第7天 休息 15分钟拉伸和力量训练	合计 14.4公里（9英里）
第11天 休息 15分钟拉伸和力量训练	第12天 其他运动 至少15分钟	第13天 休息 15分钟拉伸和力量训练	第14天 健走6.4公里（4英里），60~68分钟完成+15分钟拉伸和力量训练	合计 17.6公里（11英里）
第18天 休息 15分钟拉伸和力量训练	第19天 其他运动 至少30分钟	第20天 健走8公里（5英里），75~80分钟完成+15分钟拉伸和力量训练	第21天 休息 15分钟拉伸和力量训练	合计 17.6公里（11英里）
第25天 健走8公里（5英里），75~80分钟完成+15分钟拉伸和力量训练	第26天 休息 15分钟拉伸和力量训练	第27天 健走4.8公里（3英里），45~55分钟完成+15分钟拉伸和力量训练	第28天 其他运动 至少30分钟	合计 22.4公里（14英里）

相关运动章节或内容：
- 热身与放松，见72页 · 拉伸与力量，见73页 · 身体稳定及协调性训练，见54~59页

中级健走：第2阶段

第5~8周

到第5周，你应该感到自己强壮了，更有活力了。接下来的几周会发现自己的配速稳步提高了，尤其是你如果一直在关注自己的健走技术并还在不断改进它时。

落地轻快，前进时手臂保持正确的角度并确保不要高于自己的肩膀。刚开始时你会觉得这样很难，但是值得坚持。如果没掌握好健走技术，尤其是摆臂技术，要想将配速提高到6.5~7公里/时（4~4.5英里/时）是基本不可能的。

戴一个健身追踪器或者其他装备是记录锻炼日志的好办法。你锻炼的强度越大，就更容易通过日志感受到自己的进步，感受到自己一步步稳扎稳打向最终目标迈进。

如果你不会用壶铃，可以给自己报一个相关课程，学习一些基本动作。

	星期日	星期一	星期二
第5周	第29天 休息 15分钟拉伸和力量训练	第30天 健走11.2公里（7英里），105~112分钟完成+15分钟拉伸和力量训练	第31天 休息 15分钟拉伸和力量训练
第6周	第36天 健走12.9公里（8英里），105~112分钟完成+15分钟拉伸和力量训练	第37天 休息 15分钟拉伸和力量训练	第38天 健走9.6公里（6英里），大约90分钟完成+15分钟拉伸和力量训练
第7周	第43天 健走14.4公里（9英里），135~144分钟完成+15分钟拉伸和力量训练	第44天 休息 15分钟拉伸和力量训练	第45天 健走8公里（5英里），75~80分钟完成+15分钟拉伸和力量训练
第8周	第50天 休息 15分钟拉伸和力量训练	第51天 健走8公里（5英里），75分钟完成+15分钟拉伸和力量训练	第52天 越野健走4.8公里（3英里），50~55分钟完成+15分钟拉伸和力量训练

本阶段对你有用的其他内容：

· 使用心率表，见34~35页 · 交叉训练，见134~137页 · 越野健走，见112~113页 · 使用计步器，见36~37页 · 间歇训练，见110~111页 · 健身与饮食，见90~91页 · 让健走融入生活，见94~95页

中级健走：第2阶段 » 149

	星期三	星期四	星期五	星期六	
	第32天 健走9.6公里（6英里），90～96分钟完成+15分钟拉伸和力量训练	第33天 休息 30分钟协调稳定性训练	第34天 休息 15分钟拉伸和力量训练	第35天 健走6.4公里（4英里），60～64分钟完成+15分钟拉伸和力量训练	合计 27.2公里（17英里）
	第39天 间歇训练4.8公里（3英里），45～50分钟完成+15分钟拉伸和力量训练	第40天 休息 15分钟拉伸和力量训练	第41天 其他运动 至少30分钟	第42天 健走6.4公里（4英里），大约60分钟完成+15分钟拉伸和力量训练	合计 33.7公里（21英里）
	第46天 其他运动 至少30分钟	第47天 休息 15分钟拉伸和力量训练	第48天 间歇训练4.8公里（3英里），45～50分钟完成+15分钟拉伸和力量训练	第49天 健走11.2公里（7英里），大约105分钟完成+15分钟拉伸和力量训练	合计 38.4公里（24英里）
	第53天 休息 15分钟拉伸和力量训练	第54天 健走6.4公里（4英里），60～64分钟完成+15分钟拉伸和力量训练	第55天 休息 15分钟拉伸和力量训练	第56天 健走14.4公里（9英里），135～144分钟完成+15分钟拉伸和力量训练	合计 33.7公里（21英里）

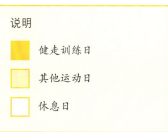

说明
- 健走训练日
- 其他运动日
- 休息日

相关运动章节或内容：
· 热身与放松，见72页 · 拉伸与力量，见73页 · 身体稳定及协调性训练，见54～59页

中级健走：第3阶段

第9~12周

中级健走计划的最后几个星期里，你的身体素质应该达到一个新高度，让你有完成本训练并保持强健的能力。你甚至可以考虑挑战一下自己，如果那是你的目标的话。间歇训练可以用来增加你健走训练的强度并有助于提高配速。建议不要连续两天都进行间歇训练。

	星期日	星期一	星期二
第9周	第57天 其他运动 至少30分钟	第58天 休息 15分钟拉伸和力量训练	第59天 间歇训练4.8公里（3英里），45~50分钟完成+15分钟拉伸和力量训练
第10周	第64天 健走16公里（10英里），大约150分钟完成+15分钟拉伸和力量训练	第65天 休息 15分钟拉伸和力量训练	第66天 间歇训练6.4公里（4英里），58~60分钟完成+15分钟拉伸和力量训练
第11周	第71天 休息 15分钟拉伸和力量训练	第72天 健走8公里（5英里），75~80分钟完成+15分钟拉伸和力量训练	第73天 休息 15分钟拉伸和力量训练
第12周	第78天 越野健走6.4公里（4英里），大约60分钟完成+15分钟拉伸和力量训练	第79天 休息 15分钟拉伸和力量训练	第80天 健走9.6公里（6英里），84~90分钟完成+15分钟拉伸和力量训练

本阶段对你有用的其他内容：
· 使用心率表，见34~35页 · 交叉训练，见134~137页 · 越野健走，见112~113页 · 使用计步器，见36~37页 · 间歇训练，见110~111页 · 健身与饮食，见90~91页 · 让健走融入生活，见94~95页

中级健走：第3阶段

星期三	星期四	星期五	星期六	合计
第60天 休息 15分钟拉伸和力量训练	第61天 健走8公里（5英里），70~75分钟完成+15分钟拉伸和力量训练	第62天 健走6.4公里（4英里），56~60分钟完成+15分钟拉伸和力量训练	第63天 休息 15分钟拉伸和力量训练	19.2公里（12英里）
第67天 健走6.4公里（4英里），大约60分钟完成+15分钟拉伸和力量训练	第68天 休息 15分钟拉伸和力量训练	第69天 其他运动 至少60分钟	第70天 健走11.2公里（7英里），大约98分钟完成+15分钟拉伸和力量训练	40公里（25英里）
第74天 间歇训练6.4公里（4英里），58~60分钟完成+15分钟拉伸和力量训练	第75天 休息 15分钟拉伸和力量训练	第76天 其他运动 至少60分钟	第77天 健走14.4公里（9英里），126~135分钟完成+15分钟拉伸和力量训练	28.8公里（18英里）
第81天 协调稳定性训练 60分钟	第82天 健走4.8公里（3英里），39~42分钟完成+15分钟拉伸和力量训练	第83天 休息 15分钟拉伸和力量训练	第84天 健走16公里（10英里），140~150分钟完成+15分钟拉伸和力量训练	36.8公里（23英里）

说明
- 健走训练日
- 其他运动日
- 休息日

相关运动章节或内容：
· 热身与放松，见72页 · 拉伸与力量，见73页 · 身体稳定及协调性训练，见54~59页

高级健走：第1阶段

这项训练计划主要针对那些想提高训练强度和增加距离的健走者，共分为三个阶段：第一阶段耐力训练，第二阶段速度训练，第三阶段既练耐力又练速度，以便达到更高的健走水平。你的目标应该是完成本健走训练后能在11~12分钟完成1.6公里（1英里）的健走。

开始此项高级健走训练之前必须能够在15分钟内以恒定速度完成1.6公里（1英里）健走并且可以很轻松地以合适速度完成16公里（10英里）健走。在参与本训练计划的过程中，可以在任何时间回到此计划的任意位置，直到做好了进入下一阶段训练的准备。

第1~4周

每天做拉伸和核心协调稳定性训练及长距离健走来增强自己的耐力和力量，每次健走前后的热身和放松过程是必不可少的。拉伸和力量训练非常重要，因为这可以帮助提高配速。为了能够在各阶段达到应有的训练效果，需要拉伸更长的时间并且多参加交叉训练。间歇训练是增加运动方式多样性的好方法，但它会让身体非常疲劳，所以接下来的一天要适当休息或者休闲健走。为了增加健走方式的多样性，从第3周开始可以选择越野健走，也就是选择一条可以使自己时上时下的山路。

		星期日	星期一	星期二
第1周		第1天 健走6.4公里（10分钟/公里或15分钟/英里），大约60分钟完成	第2天 协调稳定性训练60分钟	第3天 健走8公里（10分钟/公里或15分钟/英里），大约75分钟完成+15分钟拉伸和力量训练
第2周		第8天 休息 30分钟拉伸和力量训练	第9天 健走9.6公里（8~9分钟/公里或15分钟/英里），大约90分钟完成	第10天 其他运动 至少60分钟
第3周		第15天 休息 30分钟拉伸和力量训练	第16天 健走8公里（10~11分钟/公里或14~15分钟/英里），大约70分钟完成+15分钟拉伸和力量训练	第17天 越野健走11.2公里（10分钟/公里或15分钟/英里），大约105分钟完成
第4周		第22天 健走19.2公里（10分钟/公里或15分钟/英里），大约180分钟完成+20分钟拉伸和力量训练	第23天 其他运动 至少30分钟	第24天 健走8公里（10分钟/公里或15分钟/英里），大约75分钟完成

本阶段对你有用的其他内容：

· 交叉训练，见134~137页·间歇训练，见110~111页·越野健走，见112~113页·远离伤痛，见126~131页·健身与饮食，见90~91页

高级健走：第1阶段

本训练计划既设定了健走训练的距离，又给出了完成训练的理想配速。如果每次训练都能按指定的配速完成相应的公里（英里）数，你的进步将会非常快。但是每次训练的强度一定要根据自己的感觉适度控制把握。如果愿意的话可以进行30分钟的负重健走。当然也可以在跑步机上负重健走，但这种训练不要超过每周一次的频率。为了让本训练计划更加适应你的健走能力，训练时最好佩戴一块心率表，这样就可以让自己达到运动巅峰。佩戴心率表进行间歇训练可以增加健走训练的乐趣。如果你时间有限，可以尝试短距离的变速健走，或者间歇训练。

说明
- 健走训练日
- 其他运动日
- 休息日

星期三	星期四	星期五	星期六	
第4天 休息 30分钟拉伸和力量训练	**第5天** 健走9.6公里（10分钟/公里或15分钟/英里），大约90分钟完成	**第6天** 其他运动 至少30分钟	**第7天** 健走16公里（10分钟/公里或15分钟/英里），大约150分钟完成	**合计** 40公里 （25英里）
第11天 健走11.2公里（8～9分钟/公里或15分钟/英里），大约105分钟完成	**第12天** 间歇训练6.4公里（4英里），大约56分钟完成	**第13天** 健走8公里（10分钟/公里或15分钟/英里），大约150分钟完成+15分钟拉伸和力量训练	**第14天** 健走19.2公里（10分钟/公里或15分钟/英里），大约180分钟完成	**合计** 54.4公里 （34英里）
第18天 其他运动 至少30分钟	**第19天** 健走11.2公里（9～10分钟/公里或14～15分钟/英里），98～105分钟完成+15分钟拉伸和力量训练	**第20天** 健走8公里（8～9分钟/公里或13～14分钟/英里），65～70分钟完成+20分钟拉伸和力量训练	**第21天** 瑞士球训练 30分钟	**合计** 38.4公里 （24英里）
第25天 健走11.2公里（8～9分钟/公里或13～14分钟/英里），91～98分钟完成	**第26天** 越野健走9.6公里（6英里），大约90分钟完成	**第27天** 健走11.2公里（10分钟/公里或15分钟/英里），大约105分钟完成+20分钟拉伸和力量训练	**第28天** 瑞士球训练 30分钟	**合计** 59.2公里 （37英里）

相关运动章节或内容：
- 热身与放松，见72页 · 身体稳定及协调性训练，见54～59页 · 拉伸与力量，见73页 · 瑞士球训练，见56～59页、131页和138页

高级健走：第2阶段

第5～8周

这个阶段主要以短距离速度训练为主。建议本阶段的训练尽量在道路的人行道上进行。将健走、间歇训练和核心协调稳定性练习结合起来，是增强整体身体素质和力量的最好办法。通过本阶段的训练，你就能达到这样的效果。

本阶段还引入了壶铃训练作为一种理想的训练方式。它只有4个基本动作，但却有无穷无尽的组合方式。如果未用过壶铃，建议报一个相关课程，这样就可以迅速学会如何使用它并掌握其中的技巧。此后就可以自己在家里练习了。

	星期日	星期一	星期二
第5周	第29天 健走4.8公里（10分钟/公里或13～14分钟/英里），大约42分钟完成	第30天 间歇训练6.4公里（7～8分钟/公里或11～13分钟/英里），44～52分钟完成	第31天 健走3.2公里（10分钟/公里或15分钟/英里），大约30分钟完成
第6周	第36天 健走4.8公里（9～10分钟/公里或13～14分钟/英里），39～42分钟完成	第37天 间歇训练6.4公里（7～8分钟/公里或11～13分钟/英里），44～52分钟完成	第38天 协调稳定性训练30分钟
第7周	第43天 健走6.4公里（10分钟/公里或15分钟/英里），大约60分钟完成	第44天 健走9.6公里（8～9分钟/公里或13～14分钟/英里），78～84分钟完成	第45天 间歇训练3.2公里（7～8分钟/公里或11～13分钟/英里），22～26分钟完成
第8周	第50天 健走3.2公里（8～9分钟/公里或13～14分钟/英里），26～28分钟完成	第51天 健走4.8公里（10分钟/公里或15分钟/英里），大约45分钟完成	第52天 间歇训练6.4公里（7～8分钟/公里或11～13分钟/英里），44～52分钟完成

本阶段对你有用的其他内容：
· 交叉训练，见134～137页 · 间歇训练，见110～111页 · 越野健走，见112～113页 · 远离伤痛，见126～131页 · 健身与饮食，见90～91页

高级健走：第2阶段

星期三	星期四	星期五	星期六	合计
第32天 健走3.2公里（9~10分钟/公里或13~14分钟/英里），26~28分钟完成	第33天 协调稳定性训练30分钟	第34天 间歇训练6.4公里（7~8分钟/公里或11~13分钟/英里），44~52分钟完成	第35天 健走8公里（10分钟/公里或15分钟/英里），大约75分钟完成	合计 27.2公里（17英里）
第39天 健走9.6公里（10分钟/公里或15分钟/英里），大约90分钟完成	第40天 间歇训练6.4公里（7~8分钟/公里或11~13分钟/英里），44~52分钟完成	第41天 健走8公里（10分钟/公里或15分钟/英里），大约75分钟完成	第42天 健走4.8公里（9~10分钟/公里或13~14分钟/英里），39~42分钟完成	合计 33.7公里（21英里）
第46天 健走8公里（10分钟/公里或15分钟/英里），大约75分钟完成	第47天 协调稳定性训练30分钟	第48天 健走6.4公里（8~9分钟/公里或11~13分钟/英里），33~39分钟完成	第49天 健走4.8公里（7~8分钟/公里或11~13分钟/英里），33~39分钟完成	合计 38.4公里（24英里）
第53天 协调稳定性训练30分钟	第54天 间歇训练3.2公里（10分钟/公里或13分钟/英里），26分钟完成	第55天 健走4.8公里（10分钟/公里或15分钟/英里），大约45分钟完成	第56天 间歇训练6.4公里（7~8分钟/公里或11~13分钟/英里），44~52分钟完成	合计 33.7公里（21英里）

相关运动章节或内容：
·热身与放松，见72页·身体稳定及协调性训练，见54~59页·拉伸与力量，见73页·瑞士球训练，见56~59页、131页和138页

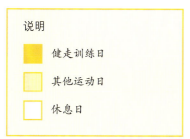

说明
■ 健走训练日
□ 其他运动日
□ 休息日

高级健走：第3阶段

第9～12周

本训练计划最后一个阶段是将学过的所有技术和技巧结合起来，让健走时速度又快，距离又长。

当完成本训练计划之后，可以根据本计划和自己的要求来增加健走距离和配速。最好有很多的健走路线可选，这样可以保持健走的积极性。

如果想尝试一些新的健走方式，可以考虑定向越野。这是一项既需要耐力又需要冒险精神的运动，可以让身心达到很好的平衡。定向越野不仅非常有趣，还给你一个从未见过的乡村探险的机会。

	星期日	星期一	星期二
第9周	第57天 其他运动 至少30分钟	第58天 间歇训练6.4公里（4英里），48～54分钟完成	第59天 健走9.6公里（7～8分钟/公里或11～13分钟/英里），66～78分钟完成
第10周	第64天 健走8公里（9分钟/公里或14分钟/英里），大约70分钟完成+20分钟拉伸和力量训练	第65天 健走11.2公里（8～9分钟/公里或12～14分钟/英里），84～98分钟完成	第66天 协调稳定性训练30分钟
第11周	第71天 健走19.2公里（8～10分钟/公里或13～14分钟/英里），156～168分钟完成+20分钟拉伸和力量训练	第72天 协调稳定性训练30分钟	第73天 健走4.8公里（7分钟/公里或11分钟/英里），大约33分钟完成+20分钟拉伸和力量训练
第12周	第78天 健走6.4公里（10分钟/公里或15分钟/英里），大约60分钟完成	第79天 健走8公里（7～8分钟/公里或11～13分钟/英里），55～56分钟完成+15分钟拉伸和力量训练	第80天 其他运动 至少60分钟

本阶段对你有用的其他内容：
· 交叉训练，见134～137页 · 间歇训练，见110～111页 · 越野健走，见112～113页 · 远离伤痛，见126～131页 · 健身与饮食，见90～91页

高级健走：第3阶段 » 157

星期三	星期四	星期五	星期六	合计
第60天 协调稳定性训练 30分钟	第61天 健走4.8公里 （8分钟/公里或13分钟/英里），大约36分钟完成	第62天 越野健走6.4公里（4英里），52～60分钟完成	第63天 健走16公里（9～10分钟/公里或13～15分钟/英里），130～150分钟完成	43.2公里 （27英里）
第67天 其他运动 至少60分钟	第68天 越野健走6.4公里（4英里），48～52分钟完成+15分钟拉伸和力量训练	第69天 间歇训练9.6公里（6英里），78～54分钟完成+20分钟拉伸和力量训练	第70天 健走11.2公里（7～8分钟/公里或12～14分钟/英里），84～98分钟完成+15分钟拉伸和力量训练	46.4公里 （29英里）
第74天 健走8公里（9分钟/公里或14分钟/英里），大约70分钟完成+15分钟拉伸和力量训练	第75天 其他运动 至少30分钟	第76天 健走9.6公里（8分钟/公里或11～13分钟/英里），66～78分钟完成+20分钟拉伸和力量训练	第77天 越野健走16公里（8～9分钟/公里或13～14分钟/英里），130～140分钟完成	57.6公里 （36英里）
第81天 间歇训练4.8公里（3英里），33～39分钟完成	第82天 协调稳定性训练 30分钟	第83天 健走8公里（10分钟/公里或15分钟/英里），大约75分钟完成+15分钟拉伸和力量训练	第84天 健走9.2公里（7～8分钟/公里或11～13分钟/英里），132～143分钟完成	46.4公里 （29英里）

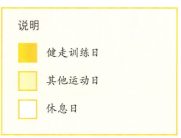

说明
- 健走训练日
- 其他运动日
- 休息日

相关运动章节或内容：
·热身与放松，见72页·身体稳定及协调性训练，见54～59页·拉伸与力量，见73页·瑞士球训练，见56～59页、131页和138页

短距离健走：第1阶段

这项训练计划主要针对那些每天只有一小时运动但又想保持健美身材的健走者，在开始这项训练计划之前，可以试着先走15分钟，如果感到不适，可以先转到初级健走（见140～145页），等适应之后再进行本训练计划。

第1周
开始时保持稳定配速，配速快慢并不重要。让身体适应这种每天有健走的生活，并熟悉每天健走的感受。健走前拉伸热身。健走结束前10分钟把速度慢慢降下来，结束后即刻拉伸放松。30分钟或以内的短距离健走，可以减少热身和放松的拉伸时间。

第2周
如果在第1周找到了感觉，本周就可以加大一些强度。要有一种走得比以前更努力的感觉（一块心率表可以精确地测出你有多努力）。但健走强度不能加到走路时说话都困难。

第3周
本周应该觉得自己比以前更有活力了，如果觉得现在的运动时间长度合适，那就把配速提高一些。

	星期日	星期一	星期二
第1周	第1天 15分钟	第2天 15分钟	第3天 15分钟
第2周	第8天 20分钟	第9天 15分钟	第10天 20分钟
第3周	第15天 20分钟	第16天 15分钟	第17天 20分钟
第4周	第22天 20分钟	第23天 25分钟	第24天 20分钟

本阶段对你有用的其他内容：
·计步器使用，见36～37页·使用心率表，见34～35页·间歇训练，见110～111页·走姿与呼吸，见40～41页·让健走融入生活，见94～95页

短距离健走：第1阶段

作为一个目标，15分钟1.5公里（1英里）是非常适合大众的。一般人1小时行走2.4~4.8公里（2.5~3英里），但在12个星期的训练后，就能达到6.4公里/小时（4英里/小时）的速度。本训练计划是基于时间的，而非距离。当你能顺利完成本短距离健走计划时，耐力和速度一定会有长进。如果每周坚持健走4次以上，并且有时还要努力才能完成任务时，我保证你肯定能成功实现自己的目标。每天至少30分钟的健走可以分成2次15分钟以上的健走，这样你就更容易抽出时间完成计划。

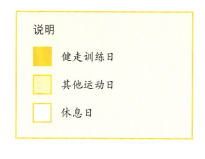

说明
- 健走训练日
- 其他运动日
- 休息日

	星期三	星期四	星期五	星期六	
	第4天	第5天	第6天	第7天	合计
	20分钟	15分钟	15分钟	15分钟	110分钟
	第11天	第12天	第13天	第14天	合计
	15分钟	15分钟	15分钟	15分钟	115分钟
	第18天	第19天	第20天	第21天	合计
	20分钟	15分钟	25分钟	15分钟	135分钟
	第25天	第26天	第27天	第28天	合计
	20分钟	25分钟	25分钟	30分钟	165分钟

相关运动章节或内容：
· 热身与放松，见72页 · 拉伸与力量，见73页

短距离健走：第2阶段

第5～8周

从第5周开始，健走时间和配速都要增加了。除了特别喜欢的路线，可以一直开发新路线，这样可以保持对健走的积极性。新路线会让你在相同的时间内走的距离更长。

短距离健走也是间歇训练的好时候。尽量快地健走30秒，然后用双倍的时间（1～2分钟）慢走以恢复体力。可以重复上面的过程4～5次，或者在一个时间段里尽量多地重复。需要注意的是，间歇训练是高强度运动，不要连续两天都进行间歇训练。

	星期日	星期一	星期二
第5周	第29天 20分钟	第30天 20分钟	第31天 25分钟
第6周	第36天 25分钟	第37天 30分钟	第38天 30分钟
第7周	第43天 25分钟	第44天 30分钟	第45天 40分钟
第8周	第50天 30分钟	第51天 35分钟	第52天 40分钟

本阶段对你有用的其他内容：

·计步器使用，见36～37页 ·使用心率表，见34～35页 ·间歇训练，见110～111页 ·走姿与呼吸，见40～41页 ·让健走融入生活，见94～95页

短距离健走：第2阶段 « 161

星期三	星期四	星期五	星期六	合计
第32天	第33天	第34天	第35天	
30分钟	20分钟	25分钟	30分钟	170分钟
第39天	第40天	第41天	第42天	
25分钟	30分钟	30分钟	35分钟	205分钟
第46天	第47天	第48天	第49天	
25分钟	30分钟	40分钟	40分钟	230分钟
第53天	第54天	第55天	第56天	
30分钟	35分钟	40分钟	40分钟	250分钟

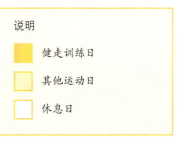

说明
- 健走训练日
- 其他运动日
- 休息日

相关运动章节或内容：
· 热身与放松，见72页 · 拉伸与力量，见73页

短距离健走：第3阶段

第9～12周

觉得自己变得更加强壮健美是一种很棒的感觉。只要技术正确，健走可以像其他任何一项运动那样消耗体力。在本训练计划最后几周里，你应该对自己的健走能力感到非常自信，相信自己能每天坚持健走1小时。

即使12周的训练计划完成了，这也不该成为你不继续坚持健走的理由。可以给自己制订一个新的计划或者具有挑战性的目标。甚至可以每天找不同的挑战目标，让健走充满新鲜感，比如找新的路线或地形健走、设定具有挑战性的配速。健走时可以独自进行冥想，也可以与朋友一起组成健走团队。北欧健走对于短距离健走者来说也是非常有趣的，会带来不一样的健走感觉，尤其是不在道路上而是在山野间健走时。上一门健走课程，这不仅可以认识更多的健走同伴，还可以找到人解答健走中存在的疑问。

你可能也对每天10 000步的挑战感兴趣。使用一个健身追踪器或其他装置，就可以让你在每天健走的时间内计步并完成10 000步的目标。

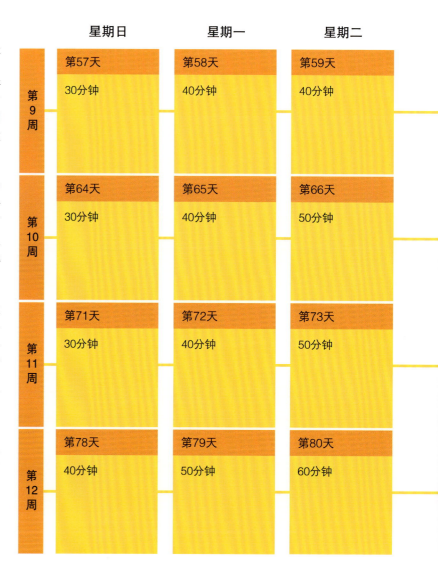

	星期日	星期一	星期二
第9周	第57天 30分钟	第58天 40分钟	第59天 40分钟
第10周	第64天 30分钟	第65天 40分钟	第66天 50分钟
第11周	第71天 30分钟	第72天 40分钟	第73天 50分钟
第12周	第78天 40分钟	第79天 50分钟	第80天 60分钟

本阶段对你有用的其他内容：

·计步器使用，见36～37页·使用心率表，见34～35页·间歇训练，见110～111页·走姿与呼吸，见40～41页·让健走融入生活，见94～95页

短距离健走：第3阶段

星期三	星期四	星期五	星期六	合计
第60天 30分钟	第61天 30分钟	第62天 30分钟	第63天 50分钟	250分钟
第67天 30分钟	第68天 40分钟	第69天 40分钟	第70天 50分钟	280分钟
第74天 30分钟	第75天 30分钟	第76天 50分钟	第77天 60分钟	290分钟
第81天 30分钟	第82天 40分钟	第83天 50分钟	第84天 60分钟	330分钟

说明
■ 健走训练日
□ 其他运动日
□ 休息日

相关运动章节或内容：
· 热身与放松，见72页 · 拉伸与力量，见73页

半程马拉松健走：第1阶段

在实施这个训练计划之前，你必须有每英里（1.6公里）18~20分钟的恒定配速走2英里（3.2公里）的能力。如果不能做到这个，可以先转到初级健走（见140~145页），等满足上述要求后再进行本训练计划。实施这个计划时，可以把自己的目标定位为能以每英里（1.6公里）14~15分钟的恒定配速完成半程马拉松。

半程马拉松比较好的完赛成绩一般在2小时45分至3小时。

第1~2周

开始时配速保持恒定，特别留意自己健走时的姿势和技术。配速恒定意味着不需要使劲而让自己难受。健走之前拉伸5分钟以热身，健走结束前10分钟就要把自己的配速降下来，完成健走后立即拉伸。在休息日，每次拉伸和力量训练的时间不要少于10分钟。可以制订拉伸和力量训练计划来安排锻炼，如果喜欢，可以增加训练时间。

第3周

能够使你的心跳加快，并能持续15分钟以上的运动都可以作为健走的交叉训练内容，比如游泳、跳舞或轮滑等。你现在的健走配速比以前快，是指你现在有健走目标了，并且为了目标而竭尽全力，不要快得无法和旁边的人说话。

	星期日	星期一	星期二
第1周	第1天 健走3.2公里（2英里），保持匀速，大约40分钟完成	第2天 休息 10~15分钟拉伸和力量训练	第3天 健走3.2公里（2英里），保持匀速，大约40分钟完成
第2周	第8天 休息 10~15分钟拉伸和力量训练	第9天 健走3.2公里（2英里），保持匀速，大约36分钟完成	第10天 休息 10~15分钟拉伸和力量训练
第3周	第15天 休息 10~15分钟拉伸和力量训练	第16天 健走4.8公里（3英里），较快配速，大约54分钟完成	第17天 其他运动 至少30分钟
第4周	第22天 休息 10~15分钟拉伸和力量训练	第23天 健走4.8公里（3英里），较快配速，大约54分钟完成	第24天 其他运动 至少30分钟

本阶段对你有用的其他内容：
· 健身与饮食，见90~91页 · 准备马拉松，见106~107页 · 使用心率表，见34~35页 · 交叉训练，见134~137页

半程马拉松健走：第1阶段

本训练计划仅仅是个参考，你需要调整它以满足自己的健走水平和生活。训练计划的目标是以较快而稳定的配速完成21.1公里（13.2英里）的半程马拉松距离。本计划一开始是让你以稳定配速完成长距离健走，这样可以加强耐力和力量。当你觉得准备充分了，就可以根据自己的情况提速了。训练计划给出的时间可以作为每次完成计划的目标时间。让心血管适应新的节奏需要4~6周的时间，走得过快过急容易对身体造成伤害。实际上，在本训练计划最后完成时，你会发现自己的耐力和速度都会有明显提高。

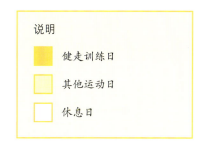

说明
- 健走训练日
- 其他运动日
- 休息日

	星期三	星期四	星期五	星期六	
	第4天 休息 10~15分钟拉伸和力量训练	**第5天** 健走3.2公里（2英里），保持匀速，大约40分钟完成	**第6天** 休息 10~15分钟拉伸和力量训练	**第7天** 健走4.8公里（3英里），保持匀速，大约60分钟完成	**合计** 14.4公里（9英里）
	第11天 健走4.8公里（3英里），保持匀速，大约54分钟完成	**第12天** 休息 10~15分钟拉伸和力量训练	**第13天** 休息 10~15分钟拉伸和力量训练	**第14天** 健走4.8公里（3英里），保持匀速，大约54分钟完成	**合计** 12.8公里（8英里）
	第18天 健走6.4公里（4英里），保持匀速，大约80分钟完成	**第19天** 休息 10~15分钟拉伸和力量训练	**第20天** 其他运动 至少30分钟	**第21天** 健走8公里（5英里），保持匀速，大约100分钟完成	**合计** 19.2公里（12英里）
	第25天 健走4.8公里（3英里），较快配速，大约50分钟完成	**第26天** 休息 10~15分钟拉伸和力量训练	**第27天** 健走4.8公里（3英里），较快配速，大约50分钟完成	**第28天** 休息 10~15分钟拉伸和力量训练	**合计** 14.4公里（9英里）

相关运动章节或内容：
- 热身与放松，见72页 · 拉伸与力量，见73页

半程马拉松健走：第2阶段

第5~8周

这个阶段主要以短距离速度训练为主。试着提高自己的配速，并尽量保持匀速。即便心率加快了，也一定要留有余力。健走时这样的情况经常发生，只有坚持住，才能走得更远。

如果目标距离比较长，最好以略慢的配速匀速健走。这会提高你的耐力，最终速度和耐力会结合起来，使自己有能力以较快速度完成长距离健走。

在进行本训练计划时，还需要一些交叉训练。没必要在整个训练期都坚持一种交叉训练，但是一旦制订了计划，坚持原计划进行训练却又非常必要。

切记，进行拉伸和力量训练与完成健走同样重要。经常拉伸可以让你愉快地冲过终点线，拥有一个美好的健走经历。

	星期日	星期一	星期二
第5周	第29天 健走9.6公里（6英里），保持匀速，大约105分钟完成	第30天 休息 10~15分钟拉伸和力量训练	第31天 健走4.8公里（3英里），高配速，大约48分钟完成
第6周	第36天 健走9.6公里（6英里），保持匀速，大约96分钟完成	第37天 其他运动 至少30分钟	第38天 健走6.4公里（4英里），大约60分钟完成
第7周	第43天 健走11.2公里（7英里），保持匀速，大约115分钟完成	第44天 休息 10~15分钟拉伸和力量训练	第45天 健走6.4公里（4英里），高配速，大约56分钟完成
第8周	第50天 其他运动 至少30分钟	第51天 健走4.8公里（3英里），高配速，大约48分钟完成	第52天 其他运动 至少30分钟

本阶段对你有用的其他内容：
· 健身与饮食，见90~91页 · 准备马拉松，见106~107页 · 使用心率表，见34~35页 · 交叉训练，见134~137页

半程马拉松健走：第2阶段

星期三	星期四	星期五	星期六	
第32天 其他运动 至少30分钟	**第33天** 健走6.4公里（4英里），保持匀速，60～64分钟完成	**第34天** 休息 10～15分钟拉伸和力量训练	**第35天** 其他运动 至少30分钟	**合计** 20.8公里 （13英里）
第39天 休息 10～15分钟拉伸和力量训练	**第40天** 健走6.4公里（4英里），高配速，大约60分钟完成	**第41天** 其他运动 至少30分钟	**第42天** 休息 10～15分钟拉伸和力量训练	**合计** 22.4公里 （14英里）
第46天 休息 10～15分钟拉伸和力量训练	**第47天** 健走6.4公里（4英里），高配速，大约56分钟完成	**第48天** 休息 10～15分钟拉伸和力量训练	**第49天** 健走8公里（5英里），保持匀速，大约80分钟完成	**合计** 32公里 （20英里）
第53天 健走4.8公里（3英里），高配速，大约42分钟完成	**第54天** 其他运动 至少30分钟	**第55天** 健走4.8公里（3英里），高配速，大约42分钟完成	**第56天** 休息 10～15分钟拉伸和力量训练	**合计** 14.4公里 （9英里）

说明
- 健走训练日
- 其他运动日
- 休息日

相关运动章节或内容：
- 热身与放松，见72页 · 拉伸与力量，见73页

半程马拉松健走：第3阶段

第9~12周

这是本训练计划最后的4周，你会惊奇地发现，健走过程这么痛苦，自己却挺过来了，并且自己居然能走这么远。

最后几周的训练应该一分为二，一是让自己的训练效果达到顶点，二是放松自己以应对接下来的半程马拉松比赛。在第11周，需要完成一次16公里（10英里）的健走训练，完成这次健走可算是训练中一个里程碑式的时刻。这可能是你健走的最远距离，并且让你对自己充满信心——如果能完成16公里，不出意外也能完成半程马拉松健走。这对于所有人都是一个特别时刻，尤其是如果你以前没有尝试过这样长的距离的话。

切记，一旦完成了一次长距离健走，你的身体实际上是比较虚弱的，需要小心呵护自己。确保健走完有保暖衣服可以穿，可以获取热的食物（比如米粥或者热汤）。当然食物也可以自己带。

即便终点有公共汽车、小轿车甚至是火车等着你，你也要继续缓慢地走一会儿。因为这样可以防止体内乳酸堆积。当然拉伸对于放松也是非常有效的。

	星期日	星期一	星期二
第9周	第57天 健走12.9公里（8英里），高配速，大约120分钟完成	第58天 休息 10~15分钟拉伸和力量训练	第59天 健走6.4公里（4英里），高配速，56~60分钟完成
第10周	第64天 休息 10~15分钟拉伸和力量训练	第65天 其他运动 至少30分钟	第66天 健走6.4公里（4英里），高配速，56~60分钟完成
第11周	第71天 健走16公里（10英里），高配速，大约140分钟完成	第72天 休息 10~15分钟拉伸和力量训练	第73天 休息 10~15分钟拉伸和力量训练
第12周	第78天 休息 10~15分钟拉伸和力量训练	第79天 其他运动 至少30分钟	第80天 休息 10~15分钟拉伸和力量训练

本阶段对你有用的其他内容：
·健身与饮食，见90~91页·准备马拉松，见106~107页·使用心率表，见34~35页·交叉训练，见134~137页

半程马拉松健走：第3阶段

星期三	星期四	星期五	星期六	合计
第60天 休息 10~15分钟拉伸和力量训练	第61天 健走6.4公里（4英里），高配速，56~60分钟完成	第62天 其他运动 至少30分钟	第63天 健走12.9公里（8英里），高配速，大约112分钟完成	合计 38.6公里 （24英里）
第67天 休息 10~15分钟拉伸和力量训练	第68天 健走6.4公里（4英里），高配速，56~60分钟完成	第69天 其他运动 至少30分钟	第70天 休息 10~15分钟拉伸和力量训练	合计 12.8公里 （8英里）
第74天 健走4.8公里（3英里），高配速，40~43分钟完成	第75天 其他运动 至少30分钟	第76天 休息 10~15分钟拉伸和力量训练	第77天 健走4.8公里（3英里），高配速，40~43分钟完成	合计 25.6公里 （16英里）
第81天 健走4.8公里（3英里），高配速，大约40分钟完成	第82天 休息 10~15分钟拉伸和力量训练	第83天 健走4.8公里（3英里），高配速，大约40分钟完成	第84天 休息 10~15分钟拉伸和力量训练	合计 9.6公里 （6英里）

说明
- 健走训练日
- 其他运动日
- 休息日

相关运动章节或内容：
・热身与放松，见72页 ・拉伸与力量，见73页

全程马拉松健走：第1阶段

大家总是有各种各样的理由去参加一场马拉松，有的人渴望实现自己的马拉松梦想，有的人希望通过马拉松为慈善事业筹集善款。不管理由是什么，所有人都渴望终点撞线时那魔幻般的瞬间。好好备战是成功完成马拉松的关键。只要保质保量完成下面为期12个星期的全程马拉松健走训练计划，那魔幻般的瞬间没有理由不属于你。

全程马拉松比较好的完赛成绩一般在6小时左右。也就是说，你的平均配速在12~14分钟/英里（1.6公里）。

第1~2周

开始两周要特别留意自己健走时的姿势和技术。要保持舒适而恒定的配速。但强度一定要让自己的心率比平时高，速度也要比平时散步快。走得过快过急容易对身体造成伤害，所以保持一个比平时略快的速度就可以了。每次健走前后都要进行热身和放松。如果某天没有健走计划，也要留出时间来拉伸。一开始每次只需要拉伸10分钟，后期随着强度加大可以慢慢延长拉伸时间。

第3周

本周配速可以稍快一些了，这会让你觉得有点吃力，但不至于不能和别人说话。你所爱好的其他运动都可以作为交叉训练的内容，比如游泳、跳舞或轮滑等。

第4周

进一步提高配速，并在星期三或星期四引入间歇训练。需要注意的是，间歇训练是高强度运动，不要连续两天都进行间歇训练。

	星期日	星期一	星期二
第1周	第1天 健走4.8公里（3英里），保持舒适的配速，55~60分钟完成	第2天 休息 10~15分钟拉伸和力量训练	第3天 健走4.8公里（3英里），保持舒适的配速，55~60分钟完成
第2周	第8天 健走6.4公里（4英里），保持舒适的配速，72~80分钟完成	第9天 休息 10~15分钟拉伸和力量训练	第10天 健走6.4公里（4英里），保持舒适的配速，72~80分钟完成
第3周	第15天 健走8公里（5英里），保持舒适的配速，85~90分钟完成	第16天 休息 10~15分钟拉伸和力量训练	第17天 健走6.4公里（4英里），保持舒适的配速，68分钟完成
第4周	第22天 休息 （4英里），保持舒适的配速，68分钟完成	第23天 健走8公里（5英里），保持舒适的配速，大约80分钟完成	第24天 其他运动 至少30分钟

本阶段对你有用的其他内容：

·健身与饮食，见90~91页·准备马拉松，见106~107页·交叉训练，见134~137页·间歇训练，见110~111页·使用计步器，见36~37页·使用心率表，见34~35页·直面挑战，见80~81页

在实施这个训练计划之前，必须有以每英里（1.6公里）18~20分钟的恒定配速走3英里（4.8公里）的能力。如果不能做到这一点，可以先转到初级健走，等满足上述要求后再进行本训练计划。如果因为时间安排有所限制或者白天没时间而必须选择晚上在跑步机上进行锻炼时，最好尽量确保户外锻炼的时间超过50%。把表格中的时间作为自己大致完成健走的目标时间。

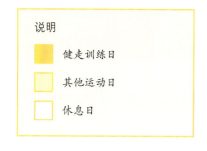

说明
- 健走训练日
- 其他运动日
- 休息日

	星期三	星期四	星期五	星期六	
	第4天	第5天	第6天	第7天	合计
	休息 10~15分钟拉伸和力量训练	健走4.8公里（3英里），保持舒适的配速，55~60分钟完成	休息 10~15分钟拉伸和力量训练	休息 10~15分钟拉伸和力量训练	14.4公里（9英里）
	第11天	第12天	第13天	第14天	合计
	休息 10~15分钟拉伸和力量训练	健走6.4公里（4英里），保持舒适的配速，72~85分钟完成	休息 10~15分钟拉伸和力量训练	休息 10~15分钟拉伸和力量训练	19.2公里（12英里）
	第18天	第19天	第20天	第21天	合计
	其他运动 至少30分钟	健走6.4公里（4英里），保持舒适的配速，大约68分钟完成	休息 10~15分钟拉伸和力量训练	健走9.6公里（6英里），保持舒适的配速，大约102分钟完成	30.4公里（19英里）
	第25天	第26天	第27天	第28天	合计
	间歇训练8公里（5英里），大约85分钟完成	其他运动 至少30分钟	休息 10~15分钟拉伸和力量训练	健走12.9公里（8英里），保持舒适的配速，大约136分钟完成	28.9公里（18英里）

相关运动章节或内容：
- 拉伸训练，见60~67页 · 热身与放松，见72页 · 瑞士球训练，见56~59页、131页和138页

全程马拉松健走：第2阶段

第5～8周

第5周时，应该能感到自己健走的节奏和平时锻炼的效果。可以使用装备来跟踪自己的进步，一个个小的成功都是你前进的动力。

只要你乐意，可以尽量多地引入间歇训练。尽量快地健走1～2分钟，然后用双倍的时间（2～4分钟）慢走以恢复体力。可以在一个时间段里尽量多地重复。但间歇训练是高强度运动，所以最初尝试的时间最好控制在20～30分钟。

		星期日	星期一	星期二
第5周		第29天 其他运动 至少30分钟	第30天 间歇训练8公里（5英里），大约80分钟完成	第31天 休息 10～15分钟拉伸和力量训练
第6周		第36天 休息 10～15分钟拉伸和力量训练	第37天 其他运动 至少30分钟	第38天 健走6.4公里（4英里），较快配速，60～64分钟完成
第7周		第43天 休息 10～15分钟拉伸和力量训练	第44天 健走9.6公里（6英里），较快配速，大约90分钟完成	第45天 其他运动 至少30分钟
第8周		第50天 健走22.5公里（14英里），较快配速，大约120分钟完成	第51天 休息 10～15分钟拉伸和力量训练	第52天 间歇训练9.6公里（6英里），90～95分钟完成

本阶段对你有用的其他内容：
· 健身与饮食，见90～91页 · 准备马拉松，见106～107页 · 交叉训练，见134～137页 · 间歇训练，见110～111页 · 使用计步器，见36～37页 · 使用心率表，见34～35页 · 直面挑战，见80～81页

全程马拉松健走：第2阶段 » 173

星期三	星期四	星期五	星期六	合计
第32天 健走8公里（5英里），较快配速，75~80分钟完成	第33天 其他运动 至少30分钟	第34天 休息 10~15分钟拉伸和力量训练	第35天 健走16公里（10英里），较快配速，大约160分钟完成	合计 32公里 （20英里）
第39天 其他运动 至少30分钟	第40天 间歇训练9.6公里（6英里），75~80分钟完成	第41天 休息 10~15分钟拉伸和力量训练	第42天 健走19.2公里（12英里），较快配速，180~192分钟完成	合计 35.2公里 （22英里）
第46天 休息 10~15分钟拉伸和力量训练	第47天 间歇训练9.6公里（6英里），90分钟完成	第48天 其他运动 至少30分钟	第49天 休息 10~15分钟拉伸和力量训练	合计 19.2公里 （12英里）
第53天 休息 10~15分钟拉伸和力量训练	第54天 健走9.6公里（6英里），较快配速，大约90分钟完成	第55天 休息 10~15分钟拉伸和力量训练	第56天 健走25.7公里（16英里），较快配速，大约240分钟完成	合计 67.4公里 （42英里）

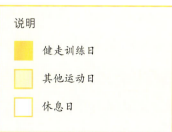

说明
- 健走训练日
- 其他运动日
- 休息日

相关运动章节或内容：
- 拉伸训练，见60~67页 · 热身与放松，见72页 · 瑞士球训练，见56~59页、131页和138页

全程马拉松健走：第3阶段

第9～12周

这是本训练计划最后4周，你不但要达到自己训练的巅峰，还要在健走20英里（32公里）之后好好恢复，以便身体做好迎接全程马拉松的准备。

不管在身体上还是心理上，健走32公里（20英里）都是本训练计划的重要部分。如果可以顺利完成该距离的健走，不出意外也能完成全程马拉松健走。

不管你以前怎样做的，但最后几周你一定要做到以下几点：吃好、喝好、多花时间拉伸。这些前期准备都是为了在比赛当天有一个良好的身体状态。

切记，赛后的收尾工作也是非常重要的。当完赛时，你的身体已经靠肾上腺素来运转多时了。跨过终点线后，你的身体得立即补充碳水化合物和蛋白质，从而补充体内血糖和肌糖原，并且修复损伤的肌肉组织。如果天气较冷，热汤是非常棒的选择。米粥、花生酱三明治或者谷物酸奶也是不错的。

确保自己健走完有保暖衣服可以穿。就算是你感觉不冷，也要继续缓慢地走一会儿。因为这样可以防止体内乳酸堆积。当然比赛当天和接下来的几天里，拉伸都是必须进行的。

	星期日	星期一	星期二
第9周	第57天 休息 10～15分钟拉伸和力量训练	第58天 健走9.6公里（6英里），高配速，大约78分钟完成	第59天 其他运动 至少30分钟
第10周	第64天 健走25.7公里（16英里），高配速，大约208分钟完成	第65天 休息 10～15分钟拉伸和力量训练	第66天 其他运动 至少30分钟
第11周	第71天 健走32公里（20英里），高配速，大约260分钟完成	第72天 休息 10～15分钟拉伸和力量训练	第73天 休息 10～15分钟拉伸和力量训练
第12周	第78天 健走8公里（5英里），高配速，大约60分钟完成	第79天 休息 10～15分钟拉伸和力量训练	第80天 健走4.8公里（3英里），高配速，大约36分钟完成

本阶段对你有用的其他内容：
· 健身与饮食，见90～91页 · 准备马拉松，见106～107页 · 交叉训练，见134～137页 · 间歇训练，见110～111页 · 使用计步器，见36～37页 · 使用心率表，见34～35页 · 直面挑战，见80～81页

全程马拉松健走：第3阶段

	星期三	星期四	星期五	星期六	
	第60天 间歇训练11.2公里（7英里），大约90分钟完成	**第61天** 其他运动 至少30分钟	**第62天** 健走9.6公里（6英里），高配速，78~84分钟完成	**第63天** 休息 10~15分钟拉伸和力量训练	**合计** 32公里 （20英里）
	第67天 间歇训练11.2公里（7英里），90~100分钟完成	**第68天** 休息 10~15分钟拉伸和力量训练	**第69天** 健走11.2公里（7英里），高配速，大约90分钟完成	**第70天** 休息 10~15分钟拉伸和力量训练	**合计** 35.2公里 （22英里）
	第74天 健走8公里（5英里），高配速，大约60分钟完成	**第75天** 休息 10~15分钟拉伸和力量训练	**第76天** 健走8公里（5英里），高配速，大约60分钟完成	**第77天** 其他运动 至少30分钟	**合计** 19.2公里 （12英里）
	第81天 休息 10~15分钟拉伸和力量训练	**第82天** 健走4.8公里（3英里），高配速，大约36分钟完成	**第83天** 休息 10~15分钟拉伸和力量训练	**第84天** 休息 10~15分钟拉伸和力量训练	**合计** 67.4公里 （42英里）

说明
- 健走训练日
- 其他运动日
- 休息日

相关运动章节或内容：
- 拉伸训练，见60~67页 · 热身与放松，见72页 · 瑞士球训练，见56~59页、131页和138页

减肥健走：第1阶段

如果想减肥或者燃烧卡路里，每周必须保持4次以上的健走，每次以轻快的配速走45分钟。能燃烧多少卡路里是由多个因素决定的：年龄、体重、身体素质、健走时的配速和距离。如果只是想减肥，目标配速定为每英里（1.6公里）15～17分钟最合适。

健走可以帮助你减肥，但是同样需要结合健康的饮食习惯，这样才能获得良好的持续减肥效果。如果很少参加体育锻炼，对自己的身体状况和运动能力没底，那么在开始本健走计划之前请咨询专业医生的意见。健走时最好佩戴有卡路里计数功能的装备，比如健身追踪器或其他可佩戴的装备。还可以记录体重、体脂比和BMI指数（身体质量指数，是用体重公斤数除以身高米数平方得出的数字，是目前国际上常用的衡量人体胖瘦程度及是否健康的一个标准），这取决于这些装备的技术和模式。

第1～4周

健走时需要保持稳定的配速，这意味着要比平时走路更有活力。这一阶段的目标配速定为每英里（1.6公里）20分钟比较合适。心率一定要比平时快才有效果，但不能快到不能和别人说话。

如果你觉得这样对你来说都是一种挑战，那可以尝试北欧健走。运动时健走杆会很好地帮你。尽管使用健走杆你可能走得更快，但其实你并没有消耗更大，因而达不到减肥的效果，所以最好只在前几周辅助使用健走杆。

健走前后及休息日里，都要抽出时间来拉伸。

	星期日	星期一	星期二
第1周	第1天 健走 稳定配速，10分钟	第2天 健走 稳定配速，10分钟	第3天 健走 稳定配速，10分钟
第2周	第8天 健走 稳定配速，15分钟	第9天 健走 稳定配速，10分钟	第10天 健走 稳定配速，15分钟 +其他运动，30分钟
第3周	第15天 健走 配速稍快，20分钟	第16天 健走 配速稍快，15分钟	第17天 健走 配速稍快，15分钟
第4周	第22天 健走 配速稍快，25分钟	第23天 健走 配速稍快，15分钟	第24天 健走 配速稍快，20分钟

本阶段对你有用的其他内容：
·减肥健走，见98～99页·使用计步器，见36～37页·使用心率表，见34～35页·越野健走，见112～113页·交叉训练，见134～137页·乐观的心态，见78～79页·走姿与呼吸，见40～41页·健身与饮食，见90～91页

当你制订适合自己的健走计划时，下面的计划表可以作为参考。并不一定要从第一周的计划开始，可以根据自己的体重和身体素质来选择从其中某一周的健走计划开始运动。你的目标就是找一个合适的配速走一个小时。慢慢地你会进步，相同的时间里可以走得更远。刚开始健走时，你的配速只需要比平时走路快一点点。当你做好充分准备之后，再考虑提速或是延长健走距离。如果以前很少参加体育运动，你可能每次都需要逼迫自己才能完成计划。这种逼迫一定是自己能力范围内的。每周的训练计划，尽量做到最多缺席一次。

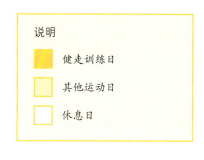

说明
- 健走训练日
- 其他运动日
- 休息日

	星期三	星期四	星期五	星期六	
	第4天 健走 稳定配速，10分钟	第5天 健走 稳定配速，10分钟	第6天 健走 稳定配速，15分钟	第7天 健走 稳定配速，10分钟	合计 75分钟
	第11天 健走 稳定配速，10分钟	第12天 健走 稳定配速，15分钟	第13天 健走 稳定配速，10分钟	第14天 健走 稳定配速，15分钟	合计 90分钟
	第18天 健走 配速稍快，20分钟	第19天 健走 配速稍快，15分钟	第20天 健走 配速稍快，15分钟	第21天 健走 配速稍快，20分钟	合计 120分钟
	第25天 健走 配速稍快，25分钟	第26天 健走 配速稍快，15分钟 +其他运动，20分钟	第27天 健走 配速稍快，20分钟	第28天 健走 配速稍快，20分钟	合计 140分钟

相关运动章节或内容：
- 热身与放松，见72页 · 拉伸与力量，见73页

减肥健走：第2阶段

第5～8周

这个阶段应该有了几条喜爱的健走路线，并喜欢上了健走。现在需要在相同的时间里走得更远。

在训练计划中，现在是时候引入一些其他运动方式作为交叉训练内容了。你所爱好的且运动时让你心率加快的其他运动都可以，比如游泳、跳舞等。

这个阶段还可以进行越野健走，就是说需要找到一条有山路的健走路线，实在不行在跑步机上把坡度设为2。越野健走时做功会多一些，能燃烧更多的卡路里。如果还没做好准备，可以晚一些进行越野健走。

	星期日	星期一	星期二
第5周	第29天 健走 配速稍快，30分钟	第30天 健走 配速稍快，20分钟	第31天 健走 配速稍快，25分钟
第6周	第36天 健走 配速稍快，25分钟	第37天 健走 配速稍快，30分钟 +其他运动，30分钟	第38天 健走 配速稍快，20分钟
第7周	第43天 健走 配速稍快，35分钟	第44天 健走 配速稍快，20分钟	第45天 健走 配速稍快，35分钟
第8周	第50天 健走 配速稍快，40分钟	第51天 健走 配速稍快，30分钟	第52天 健走 配速稍快，20分钟

本阶段对你有用的其他内容：

·减肥健走，见98～99页·使用计步器，见36～37页·使用心率表，见34～35页·越野健走，见112～113页·交叉训练，见134～137页·乐观的心态，见78～79页·走姿与呼吸，见40～41页·健身与饮食，见90～91页

减肥健走：第2阶段

星期三	星期四	星期五	星期六	
第32天 健走 配速稍快，30分钟	**第33天** 健走 配速稍快，30分钟	**第34天** 健走 配速稍快，25分钟 +其他运动，15～20分钟	**第35天** 健走 配速稍快，30分钟	**合计** 160分钟
第39天 健走 配速稍快，30分钟	**第40天** 健走 配速稍快，20分钟	**第41天** 健走 配速稍快，20分钟	**第42天** 健走 配速稍快，30分钟	**合计** 175分钟
第46天 健走 配速稍快，20分钟 +其他运动，30分钟	**第47天** 健走 配速稍快，35分钟	**第48天** 健走 配速稍快，20分钟	**第49天** 健走 配速稍快，35分钟	**合计** 200分钟
第53天 健走 配速稍快，40分钟	**第54天** 健走 配速稍快，30分钟	**第55天** 健走 配速稍快，20分钟	**第56天** 健走 配速稍快，20分钟 +其他运动，30分钟	**合计** 200分钟

相关运动章节或内容：
- 热身与放松，见72页 · 拉伸与力量，见73页

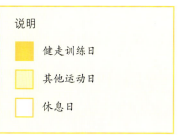

说明
- 健走训练日
- 其他运动日
- 休息日

减肥健走：第3阶段

第9～12周

本训练计划最后4周主要进行速度训练。也就是说需要竭尽全力，让配速达到14～16分钟/英里（1.6公里）。

可以尝试不同的地形，这样会保持对健走的兴趣和积极性。能够坚持完成12周的健走计划，这已经是很大的成功了，你做得非常棒！

你当然可以继续保持健走的习惯。保持以前的节奏，但可以尝试提速或者延长健走距离。这是让你变得健壮的好办法。甚至可以尝试以半程马拉松为目标来坚持日常训练。不管你如何选择，保持健走和良好饮食的习惯，就能将身体维持在理想的体重。

你也可能想挑战自己，魔幻般的每日10 000步。如果你的工作需要久坐，你会发现自己健走的步数太少了，那就把平时走路的步数也算上，凑齐10 000步。坚持这样的挑战，你会发现它会带动你改变生活中的方方面面。

找一些和你有相似观念、相似目标的人与你一起运动。与大家一起健走不仅是为了社交和乐趣，而且也让你更有动力，更容易寻求到帮助。

	星期日	星期一	星期二
第9周	第57天 健走 高配速，40分钟	第58天 健走 高配速，45分钟	第59天 健走 高配速，30分钟+ 其他运动，30分钟
第10周	第64天 健走 高配速，45分钟	第65天 健走 高配速，35分钟	第66天 健走 高配速，45分钟
第11周	第71天 健走 高配速，35分钟	第72天 健走 高配速，50分钟+ 其他运动，30分钟	第73天 健走 高配速，35分钟
第12周	第78天 健走 高配速，40分钟	第79天 健走 高配速，45分钟	第80天 健走 高配速，50分钟

本阶段对你有用的其他内容：

·减肥健走，见98～99页·使用计步器，见36～37页·使用心率表，见34～35页·越野健走，见112～113页·交叉训练，见134～137页·乐观的心态，见78～79页·走姿与呼吸，见40～41页·健身与饮食，见90～91页

星期三	星期四	星期五	星期六	
第60天 健走 高配速，45分钟	**第61天** 健走 高配速，30分钟	**第62天** 健走 高配速，45分钟	**第63天** 健走 高配速，30分钟	**合计** 265分钟
第67天 健走 高配速，35分钟	**第68天** 健走 高配速，45分钟+ 其他运动，30分钟	**第69天** 健走 高配速，35分钟	**第70天** 健走 高配速，45分钟	**合计** 285分钟
第74天 健走 高配速，35分钟	**第75天** 健走 高配速，35分钟	**第76天** 健走 高配速，45分钟	**第77天** 健走 高配速，50分钟	**合计** 285分钟
第81天 健走 高配速，45分钟	**第82天** 健走 高配速，50分钟	**第83天** 健走 高配速，45分钟+ 其他运动，30分钟	**第84天** 健走 高配速，60分钟	**合计** 335分钟

相关运动章节或内容：
· 热身与放松，见72页 · 拉伸与力量，见73页

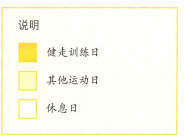

说明
- 健走训练日
- 其他运动日
- 休息日

终极健走：第1阶段

要想有能够应对任何距离的终极健走的身体素质，必须专注于高强度训练。需要增加训练时间，并且训练时一定要尽力。只要真的全身心投入了训练，最后的结果一定是值得并令人吃惊的。

那些对自己健身水平要求高或要参加100公里健走及背靠背（连续两天参加马拉松比赛）马拉松的人，上面的训练计划不值得一提。建议在上面训练计划的基础上，再增加4周训练，好让自己处于巅峰状态。在你参加超级马拉松［距离大于42公里（26英里）的比赛或活动］之前，最好参加一些稍长的比赛，当做热身比赛。对于一切高强度训练，都要特别留意自己的感受。无论在什么时候，一旦感到身体不舒服，马上进行医疗咨询。

第1～4周

这四周的时间熟悉并习惯一条路线。找到合适的空余时间来完成长距离健走几乎与健走本身是一样困难的。一旦制订了训练计划，就要像约会一样重视它，这样才不会轻易改变它。

每周制订的计划应该有一定的重复性，最好是每周的同一天进行的训练内容相当。实在不能满足某天的训练计划时，可以和周内某一天交换一下训练计划，总之要保证每周训练量大致不变。

这几周也是尝试其他运动的好时机。如果你喜欢去健身房锻炼，你可以和教练一起评估自己的情况并规划合理的交叉训练内容。尽管你不需要一直保持一种交叉训练方式，但最好在最初就规划好。需要考虑的因素很多，所以规划越合理，就越容易完成。

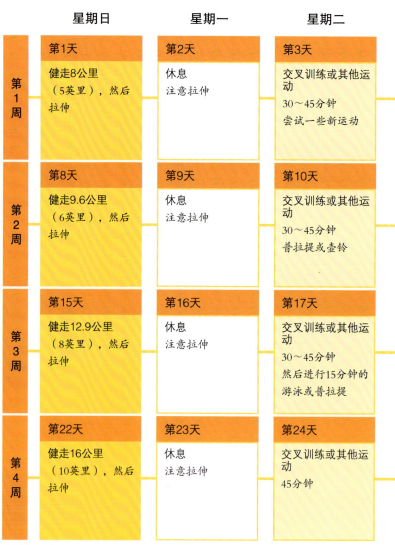

	星期日	星期一	星期二
第1周	第1天 健走8公里（5英里），然后拉伸	第2天 休息 注意拉伸	第3天 交叉训练或其他运动 30～45分钟 尝试一些新运动
第2周	第8天 健走9.6公里（6英里），然后拉伸	第9天 休息 注意拉伸	第10天 交叉训练或其他运动 30～45分钟 普拉提或壶铃
第3周	第15天 健走12.9公里（8英里），然后拉伸	第16天 休息 注意拉伸	第17天 交叉训练或其他运动 30～45分钟 然后进行15分钟的游泳或普拉提
第4周	第22天 健走16公里（10英里），然后拉伸	第23天 休息 注意拉伸	第24天 交叉训练或其他运动 45分钟

本阶段对你有用的其他内容：
· 健身与饮食，见90～91页 · 准备马拉松，见106～107页 · 交叉训练，见134～137页 · 间歇训练，见110～111页 · 直面挑战，见80～81页

本训练计划适用于那些想参加超级马拉松、超长距离及越野比赛的健走者，主要目的是锻炼他们的力量和耐力，让他们更加强壮。进行本计划的前提是已经有了一定的锻炼基础，有较好的健走能力。必须有以每英里（1.6公里）14～15分钟的恒定配速走4英里（6.5公里）的能力。计划还强调交叉训练和其他锻炼方式，好让你得到更加全面的锻炼，这对终极或超级挑战来说是必需的。如果对自己目前的身体素质不是很确定，请翻阅170～171页的内容并完成全程马拉松训练计划前四周的训练，然后再进行本训练计划。

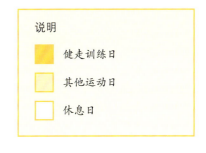

说明
- 健走训练日
- 其他运动日
- 休息日

星期三	星期四	星期五	星期六	
第4天	**第5天**	**第6天**	**第7天**	**合计**
健走8公里（5英里），然后拉伸	休息 注意拉伸	健走8公里（5英里），然后拉伸	游泳 30分钟	24公里（15英里）
第11天	**第12天**	**第13天**	**第14天**	**合计**
健走9.6公里（6英里），然后拉伸	休息 注意拉伸	健走9.6公里（6英里），然后拉伸	游泳 30分钟	28.2公里（18英里）
第18天	**第19天**	**第20天**	**第21天**	**合计**
健走9.6公里（6英里），然后拉伸 可是尝试越野健走或跑步机斜坡健走	休息 注意拉伸	健走9.6公里（6英里），然后拉伸	游泳 30分钟	32公里（20英里）
第25天	**第26天**	**第27天**	**第28天**	**合计**
健走9.6公里（6英里），然后拉伸 不要忘记选择不同路线	休息 注意拉伸	健走12.9公里（8英里），然后拉伸	游泳 40分钟	38.6公里（24英里）

相关运动章节或内容：
· 拉伸训练，见60～67页·热身与放松，见72页·游泳和壶铃，见134～135页

终极健走：第2阶段

第5～6周

前四周下来你可能正带劲地享受训练，所以这两周可以开始增加训练距离。长距离健走是改进技术的好时机。如果没有很好地掌握健走技术，想实现终极健走的目标几乎是不可能的。让自己的身体姿势呈流线型，并把胳膊的幅度摆到最大，以便给自己最大的向前的推力。

不管是健走前、健走中、健走后还是休息日，不要犯不拉伸这种低级错误。只有真正重视拉伸且每个动作做到位之后，才能感受到拉伸给你带来的巨大好处。一旦尝试到这种好处，你就再也不会忽视拉伸了。

最好有两双健走鞋换着使用。这样就算下雨淋湿了一双，你还有一双可用。

第7～8周

这段时间一定要吃好。你会发现自己的食欲大增。可以在身边备一些健康零食，冰箱里储藏一些营养食品。一般来说，饿的时候无论放什么到你手上，你都会吃。但最好确保它们不是垃圾食品。

你可能需要在户外健走好几个小时，所以一定要带够充足的水，并学会补水。不好的补水习惯会让你熬不过一天。很多人选择在比赛初期喝很多水，这不仅没有必要，还会让人觉得很不舒服，导致很多时候不得不排长队去上厕所。训练初期可以多喝一点水，你的身体可能需要一段时间去调节刚喝下去的水，但这是值得的，因为它会让你那天的训练处于最佳的状态。

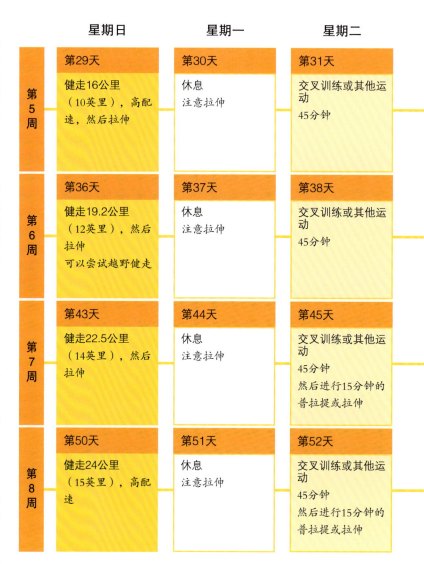

本阶段对你有用的其他内容：
· 健身与饮食，见90～91页 · 准备马拉松，见106～107页 · 交叉训练，见134～137页 · 间歇训练，见110～111页 · 直面挑战，见80～81页

星期三	星期四	星期五	星期六	
第32天 健走9.6公里（6英里），然后拉伸 可以尝试20分钟间歇训练	**第33天** 休息 注意拉伸	**第34天** 健走12.9公里（8英里），然后拉伸	**第35天** 游泳40分钟，然后拉伸15分钟	**合计** 38.6公里（24英里）
第39天 健走12.9公里（8英里），然后拉伸 可以尝试20分钟间歇训练	**第40天** 休息 注意拉伸	**第41天** 健走16公里（10英里），然后拉伸	**第42天** 游泳40分钟，然后拉伸15分钟	**合计** 48公里（30英里）
第46天 健走12.9公里（8英里），掌握好节奏，然后拉伸	**第47天** 休息 注意拉伸	**第48天** 健走16公里（10英里），然后拉伸	**第49天** 游泳40分钟，然后拉伸15分钟	**合计** 51.4公里（32英里）
第53天 健走16公里（10英里），掌握好节奏，然后拉伸	**第54天** 休息 注意拉伸	**第55天** 健走16公里（10英里），然后拉伸	**第56天** 游泳45分钟，然后拉伸15分钟	**合计** 56公里（35英里）

说明
- 健走训练日
- 其他运动日
- 休息日

相关运动章节或内容：
· 拉伸训练，见60～67页 · 热身与放松，见72页 · 游泳和壶铃，见134～135页

终极健走：第3阶段

第9～12周

可以经常改变自己的路线，让自己保持健走的新鲜感。

几周训练下来，你可能已经到达健走状态的巅峰。现在你再健走，会感受到自己浑身的力量和强壮的体魄。无论挑战是什么，完成它甚至比它更长的距离，无论从身体上还是心理上都会对你产生巨大影响。它会让你对实现自己的目标充满信心。

长距离健走后，身体需要两周才能恢复。所以尽量多吃好吃的，多休息，多拉伸，多睡觉，这些都有助于身体机能的恢复。

多想象自己冲过终点线并获得奖牌的画面。65%的比赛是要发奖牌的。对于终极健走，如果你觉得自己能行，那你就行；如果你觉得自己不行，那你就肯定不行。

	星期日	星期一	星期二
第9周	第57天 健走25.7公里（16英里），然后拉伸	第58天 休息 注意拉伸	第59天 交叉训练或其他运动 45分钟
第10周	第64天 健走29公里（18英里），然后拉伸	第65天 休息 注意拉伸	第66天 交叉训练或其他运动 45分钟
第11周	第71天 健走32公里（20英里），然后拉伸	第72天 休息 注意拉伸	第73天 游泳 30分钟
第12周	第78天 健走11.2公里（7英里），然后拉伸	第79天 休息 注意拉伸	第80天 休息 注意拉伸
第13周	第85天 比赛日	干得漂亮	

星期三	星期四	星期五	星期六	
第60天 健走16公里（10英里），然后拉伸	**第61天** 休息 注意拉伸	**第62天** 健走19.3公里（12英里），然后拉伸	**第63天** 游泳 45分钟	**合计** 61公里 （38英里）
第67天 健走16公里（10英里），高配速，然后拉伸	**第68天** 休息 注意拉伸	**第69天** 健走22.5公里（14英里），然后拉伸	**第70天** 游泳 45分钟	**合计** 67.5公里 （42英里）
第74天 休息 注意拉伸	**第75天** 健走12.9公里（8英里），然后拉伸	**第76天** 交叉训练或其他运动	**第77天** 游泳 30分钟	**合计** 44.9公里 （28英里）
第81天 健走8公里（5英里），然后拉伸	**第82天** 游泳 45分钟	**第83天** 休息 注意拉伸	**第84天** 健走8公里（5英里），然后拉伸	**合计** 27.2公里 （17英里）

说明
- 健走训练日
- 其他运动日
- 休息日

相关运动章节或内容：
- 拉伸训练，见60～67页 · 热身与放松，见72页 · 游泳和壶铃，见134～135页

有用的资源

英国应用营养与营养疗法协会
www.bant.org.uk
可以用来联系当地的营养学家或获得其他有关营养的信息

英国北欧健走
www.britishnordicwalking.org.uk

英国定向越野联盟
www.britishorienteering.org.uk
电子邮箱：info@britishorienteering.org.uk
可以让你深刻了解定向越野运动，也有关于俱乐部、协会和国内比赛的信息

英国瑜伽之轮
www.bwy.org.uk
可以找到很多瑜伽相关的信息，包括当地的瑜伽课信息

饮用水督察局
www.dwi.gov.uk
可以找到有关自来水的所有信息，值得一看

大众脊椎按摩疗法委员会
www.gcc-uk.org

手足医师研究学会
www.iocp.org.uk
电子邮箱：secretary@iocp.org.uk
可以找到当地的合格注册医师

按摩国际研究学会（英国）
www.reflexology-uk.net
可以找到当地的合格注册医师

竞走协会
www.racewalkingassociation.org.uk
电子邮箱：racewalkingassociation@btinternet.com
可以找到关于竞走俱乐部和竞走规则的信息

徒步协会
www.ramblers.org.uk
可以找到英国境内有关徒步比赛的信息（包括以家庭为单元的活动）

泥土协会
www.soilassociation.org
可以找到有机食物相关的信息

史提夫·科特斯壶铃大学
www.kettlebell.university
电子邮箱：info@kettlebell.university
世界级的健身教练、壶铃训练的先锋

Walk the Walk Worldwide慈善机构
www.walkthewalk.org
电子邮箱：info@walkthewalk.org
为乳腺癌筹集善款，尤其是通过各种各样的健走

有用的资源

挑战来筹集

Walkingworld有限公司
www.walkingworld.com
可以找到健走路线的信息

www.go4awalk.com
该网站有很多关于健走和徒步的信息,并且提供英国境内所有地区的地图

推荐阅读

安尼塔·比恩
健身与饮食,布卢姆斯伯里出版公司出版
伦敦:2014年
http://anitabean.co.uk/
体育运动营养学书籍作者

简·森
简对食物和厨艺有自己独到的见解
书籍制作精美,里面有各种易学的菜谱和实际建议(托森斯出版集团有限公司,伦敦)

西格玛出版社
www.sigmapress.co.uk和www.walking-books.com
提供了很多有关健走的书籍、英国境内所有地区的地图及导航

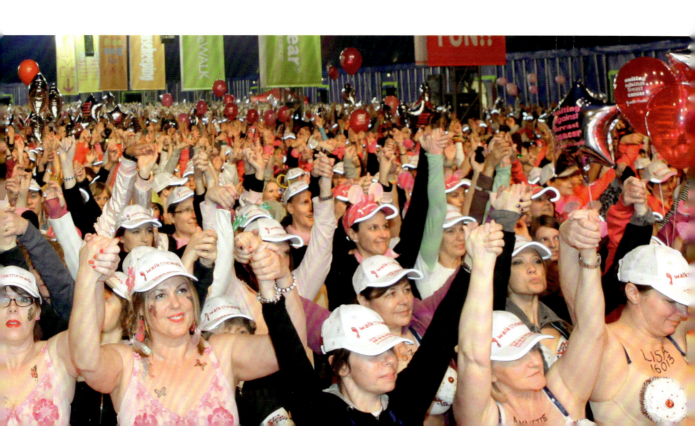

索引

A B
安全 116～117
B.K.S.艾扬格 75
Borg指数 32～34
半程马拉松 164～169
悲观态度 78
北欧健走 113
背 14, 32, 52
背包 28, 113
背部拉伸 67, 70
补水 84～85, 91
步幅 28, 35～37
步行上学 102

C D
侧滚 66
城市健走 39
纯净水 85
慈善 103, 104, 105
雌性激素 85
达·芬奇 17
大风 24
单腿拉伸 55
蛋白质 90
道路健走 111
登山靴 23
定向越野 103, 135
锻炼 13, 15, 32, 34, 76

F G
帆布背包 28, 113
防晒霜 29
放松 68, 72, 121
放松冥想 120～121
肥胖 13
腓肠肌 52
腹部 52
戈尔特斯鞋 21, 113
隔膜 76

跟腱 64
弓步 137
肱二头肌弯举 138
肱三头肌拉伸 61
肱三头肌下压 139
股四头肌拉伸 127
骨质疏松 14, 135
果汁 89
过度训练 121, 137
过滤水 85

H
孩子 102, 103
海外活动 105
含氧水 85
核心肌肉 33, 52
黑暗 116～117
黑指甲 130
亨利·戴维·梭罗 109
呼吸 40～41, 76～77
壶铃 135
怀孕 100～101

J
鸡眼 19
计步器 28, 29, 36
间歇训练 36, 111
肩倒立 77
肩膀拉伸 62
减肥 98～99, 111, 176～181
简·森 86, 88
健康饮食 86～87, 90～91, 99
健身房锻炼 136～139
健壮 32～35
健走（参见"快走"）
　比赛 106～107
　初级健走者 140～145
　短距离 158～163
　防治疾病 14
　分类 10～11

高级 152～157
活动 103
类型 18
能力 38～39
时间 95～95
适应 95～95
体重 45
调整 42～43
同伴 95, 96～96, 113, 117
心血管有氧运动 11, 13～14
中级 146～151
终极 182～187
健走团队 95, 96～97
健走鞋
　健走鞋 20～23, 121
　湿鞋子 23
　系鞋带 22～23
　打理鞋 22～23
　鞋底花纹磨损 18
　鞋购买 20
　鞋质量 21
　越野鞋 112～113
交叉训练 121, 134～136
脚踝 65, 127
脚印分析 18
脚指甲 130
脚趾大小 19
颈部拉伸 60
竞走 11, 106～107
卷腹练习 58

K L
咖啡 87
快乐荷尔蒙 15
快频 10
快走 10～11
　快走的益处 9, 11, 13～15
　快走技术 42～47
矿泉水 88
矿物质 88

拉伤 126~128, 129
拉伸 51~55, 52, 60~67, 68~73, 121, 127, 128
老子 31
乐观心态 78
力量 32
力量训练 51, 52, 73, 121, 128
路线 38~39, 95, 96
轮滑 135
氯 85

M N
马克·吐温 9
马夏尔 119
猫式伸展 101
梦想 80~81
冥想 82
闹钟 36
内翻 19
内啡肽 15
内心专注 13, 15, 76, 78, 81, 82
扭伤 126~128, 129

O P Q
Ω-3脂肪酸 86, 87
跑步机 111, 136~137
跑步路线 38
平衡桥 28, 29, 116
瓶装水 85
骑行 134
嵌甲 130
青少年 103
球蹲 131
全程马拉松 81, 84, 90~91, 103, 107, 170~175
全球定位系统 28

R S
热身 68, 72, 121
柔韧性 32
肉类 86
瑞士球 56~59, 131
萨尔萨舞 134
山地 109, 112

伤痛 126~131
上背部拉伸 63
身体意识 120~121
手臂 40, 44~45, 46~47
手指肿胀 130
树式瑜伽 69
双腿拉伸 54
水果蔬菜 87~88
水壶 28, 29, 45
水泡 128
睡眠 15
速度 34

T
太阳镜 29
摊尸式 71
碳水化合物 90, 91
碳酸水 85
糖元 90, 91
体重 45
天然泉水 85
跳舞 134~135
腿 42~43, 46~47
腿筋 32, 65
臀屈肌拉伸 64
脱水 84

W
Walk the Walk 6, 104~105, 160
袜子 27, 121
外翻 18, 19
外胫夹 126, 129
维生素 88~89
误区 48~49

X
下半身拉伸 64~65
下雨 24
乡村健走 37
想法 78
想象 81
小腿 52, 65, 71
哮喘 15
心率 11, 34, 35

心率表 34, 35
心脏 32
胸锁乳突肌 52
休息日 121
血压 15
训练（参见"力量训练"和"拉伸"）137~139

Y
压力 15
抑郁 15
饮食 98
游泳 134
有机食物 88
瑜伽 69, 71, 77
与孩子一起健走 100
月经前的紧张 15
月球漫步 105, 160
越野健走 112~113
运动胸衣 26

Z
赞助 104~105
窄脚后跟 19
着装 24~27, 113
脂肪 87
趾踵交替 129
智能手机 28
终极健走 182~187
咒语 82
姿势 40~41, 48~49, 120, 137
资源 188~189
自来水 85
自我肯定 80
足病医生 19
足部
    健走 42, 43
    脚宽 19, 22
    脚码 19, 22
    足部按摩 119, 123, 124~125
足底筋膜炎 130
足疗 119, 122~123
足癣 128

致谢

作者致谢

对于本书,有一些需要特别感谢的人。如果没有他们的帮助和支持,本书无法完成并修订。我首先要感谢搭档盖伊,他完成了书中一些健走技巧的示范工作,并且一直用耐心和微笑支持着我,我已经无法用语言来表达对他的谢意了。还要感谢无私地信任并支持我的家人,感谢捏脊技术超群且学识渊博的索尼娅多尔蒂,感谢简·森提供的关于饮食的精彩建议,感谢奈杰尔·费舍尔提供的手足科知识,感谢凯茜·景天提供的普拉提建议,感谢克雷尔·麦克斯韦·哈得森的建议和鼓励。

我同样要感谢DK(Dorling Kindersley,多林金德斯利)出版社的制作团队,尤其是本书的编辑詹尼弗·简和珍妮·琼斯,她们的无比耐心和细心我深有体会。此外我要感谢玛丽·克雷尔·杰拉姆对健走类书籍重要性的认可及对本书的支持。最后我要感谢所有亲爱的如阳光雨露般陪伴我的朋友们!

本书的一部分版税将捐献给Walk the Walk Worldwide,用于乳腺癌的研究和癌症综合护理。

出版者致谢

DK出版社首先要感谢摄影师拉塞尔·桑德和他的助理妮娜·邓肯,感谢模特盖伊·奥伯廷、海蒂·巴亚尔容、莉萨·瑞秋、包蒂斯塔、尼古拉·约翰逊、谢丽·格里尔、艾米·索比瓦和珍妮弗·莱恩,感谢图片美工莎伦·威姆斯及她在迈阿密所做的对本书出版有益的事情,感谢服装设计师丽兹·汉考克,感谢发型兼化妆师娜奥米,感谢索引编撰者彼得·意。特别要感谢锐步英国公司(www.reebok.co.uk)的乔·利和Cake公司的林赛·梅勒提供的全体教练们,感谢USA Pro公司(www.usapro.co.uk)的利安娜提供的运动服,感谢www.heartratemonitor.co.uk提供的心率表。

图片来源

出版社对提供本书图片并同意传播使用的各公司或个人表示感谢,列举如下:

36页:iStockphoto.com Franckreporter;102页:Masterfile UK的阿里尔·斯凯利;103页:詹姆士·艾贝尔森;104页、105页和189页:Walk the Walk Worldwide;106页:Empics有限公司;113页:盖伊·奥伯廷。

最终解释权归菲尔·威尔逊所有。其他图片版权由DK出版社提供。

作者简介

妮娜·芭若芙(Nina Barough)总是对身心关系及平衡特别好奇。她发现健走运动不但能激发她对追求身体健康及强健体魄的积极性,而且是一种能够实现身心平衡的绝佳途径。她从少年时代就成了素食者,并且学会了按摩和灵气疗法。

以前她一直经营着自己的产品公司,是一个成功的商人。1996年是她人生的转折点,因为她计划穿着胸衣完成当年的纽约马拉松,目的是为乳腺癌研究筹集善款,从而唤起大家对乳腺癌的关注。她的梦想成真了,慈善机构Walk the Walk也自此诞生。

几个月后,妮娜被确诊患上了乳腺癌,她的综合知识、对医疗保健的态度在她乳腺癌治疗和康复过程中发挥了积极而重要的作用。Walk the Walk Worldwide继承了妮娜的人生哲学,鼓励患者对自己的健康负责,认识到健康意识带来的无限潜能。

妮娜因为在慈善事业中的广泛认可而被授予大英帝国司令勋章。慈善机构每年都要组织世界性的"月球漫步"健走活动,同时,妮娜也领导广大健走爱好者参加世界各地的马拉松比赛和健走比赛。